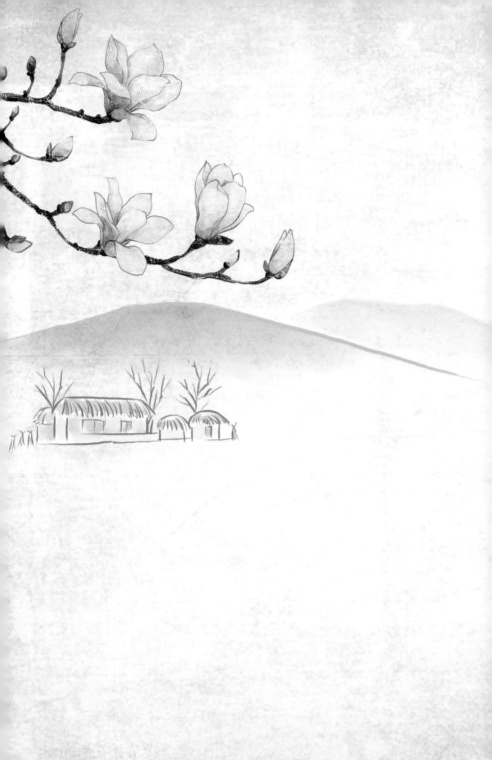

刘东汉◎主编

刘东汉

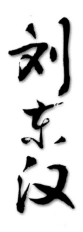

危重疑难病诊疗经验

LIU DONGHAN WEIZHONG YINAN BING

ZHENLIAO JINGYAN

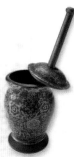

甘肃科学技术出版社

图书在版编目(CIP)数据

刘东汉危重疑难病诊疗经验/ 刘东汉主编. -- 兰州：
甘肃科学技术出版社,2014.5（2021.8重印）
ISBN 978-7-5424-1999-6

Ⅰ.①刘… Ⅱ.①刘… Ⅲ.①急性病－诊疗 ②疑难病
－诊疗 Ⅳ.①R459.7②R442.9

中国版本图书馆CIP数据核字(2014)第107230号

刘东汉危重疑难病诊疗经验

刘东汉　主编

责任编辑　陈学祥
封面设计　黄　伟

出　版　甘肃科学技术出版社
社　址　兰州市读者大道568号　　730030
网　址　www.gskejipress.com
电　话　0931-8125103(编辑部)　0931-8773237(发行部)
京东官方旗舰店　https://mall.jd.com/index-655807.html

发　行　甘肃科学技术出版社　　印　刷　三河市华东印刷有限公司
开　本　880毫米×1230毫米 1/32　　印　张　7 插　页 12 字　数　216千
版　次　2014年6月第1版
印　次　2021年8月第2次印刷
印　数　2501~3250
书　号　ISBN 978-7-5424-1999-6　定　价　50.00元

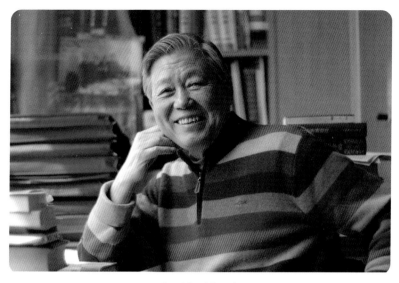

主编简介

　　刘东汉，男。1937年生，甘肃秦安人，教授，主任中医师，中国中医科学院博士生导师，国家级老中医药专家学术经验继承指导老师，全国名中医工作室建设项目专家，甘肃省名中医，甘肃省保健委员会干部保健中医专家，甘肃中医学院附属医院特聘首席中医专家，甘肃省人民医院重症医学科特聘教授，原甘肃省政府参事，中国农工民主党党员，原中国农工民主党甘肃省委员，中国农工民主党甘肃省委员会医委会原副主任委员。获2012年全国中医药应急工作先进个人，获2010年舟曲特大泥石流灾害医疗卫生救援工作先进个人，兰州大学"第二届老教授事业贡献奖"。

　　刘东汉教授勤求古训，传承家学，师从家父甘肃现代已故十大名中医刘景泉先生，为陇右刘氏中医药学术流派第八代传人，从医60余年，为一代德艺双馨的中医大家。在中医治疗急危重症及疑难病方面，匠心独具，屡起沉疴，受到患者及业界广泛好评，社会影响深远。受到国家卫生部副部长、国家中医药管理局局长王国强同志的亲切接见，《中国中医药报》《经济日报》《甘肃日报》《西部商报》《兰州晨报》《兰州晚报》、甘肃电视台、兰州电视台及中央电视台等国家及地方媒体曾专门报道。取得发明专利及实用新型专利5项，发表学术论文50余篇，出版《刘东汉新编中医三字经》(第一卷)、《刘东汉新编中医三字经》(第二卷)、《刘景泉、刘东汉医案精选》、《实用阴囊外科学》等4部学术专著。

荣誉证书

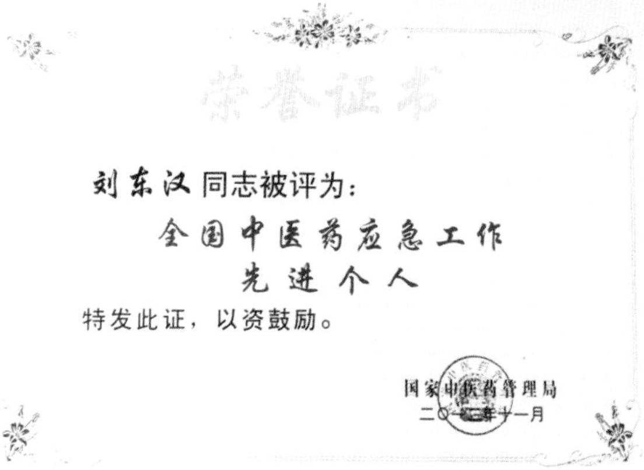

刘东汉同志被评为：

全国中医药应急工作
先进个人

特发此证，以资鼓励。

国家中医药管理局
二〇一三年十一月

彩图1

聘书

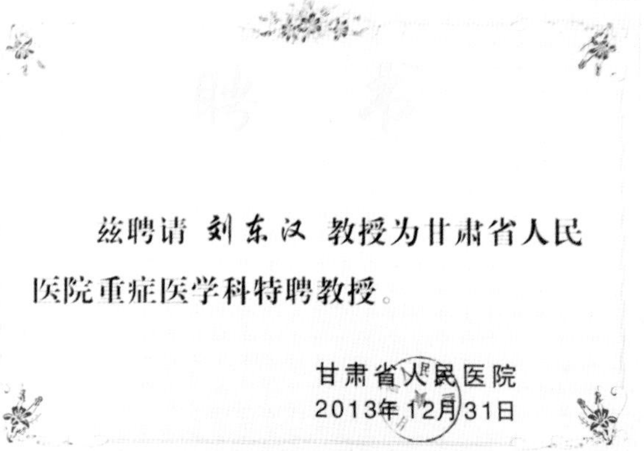

兹聘请刘东汉教授为甘肃省人民医院重症医学科特聘教授。

甘肃省人民医院
2013年12月31日

彩图2

荣誉证书
HONORARY CREDENTIAL

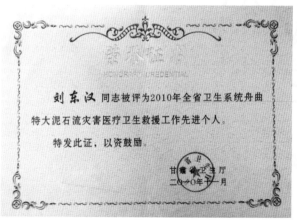

刘东汉同志被评为2010年全省卫生系统舟曲特大泥石流灾害医疗卫生救援工作先进个人。

特发此证，以资鼓励。

甘肃省卫生厅
二〇一〇年十一月

彩图3

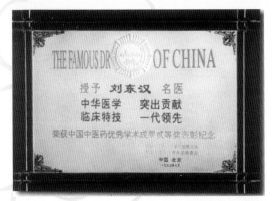

彩图4　荣获"中国中医药优秀学术成果"二等奖

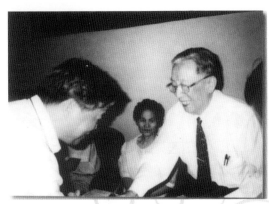

彩图5　中国科学院院士吴阶平为作者颁发聘书

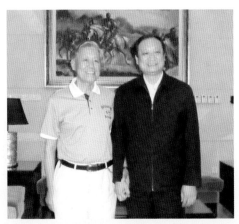

彩图6　卫生部副部长、国家中医药管理局局长
王国强同志接见刘东汉教授留念

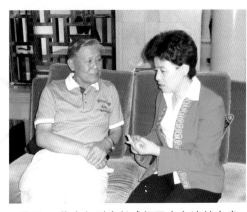

彩图7 作者与副省长咸辉同志交谈甘肃省中医药事业发展情况

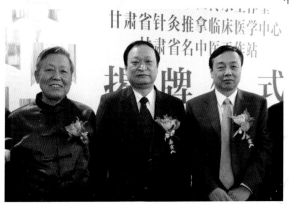

彩图8 国家中药医管理局局长王国强、甘肃省副省长郝远与作者在全国名中医工作室合影

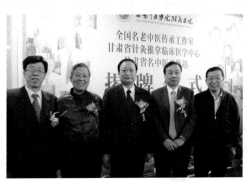

彩图9 国家中药医管理局局长王国强、甘肃省副省长郝远、甘肃省卫计委主任刘维忠、原兰州大学第一医院院长严祥与作者在全国名老中医传承工作室合影

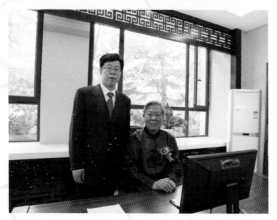

彩图10 原兰州大学第一医院严祥院长与作者
在全国名中医工作室合影

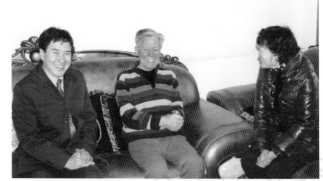

彩图11 兰州大学第一医院于勤院长、郭琦书记春节期间
看望刘老，给刘老拜年，慰问

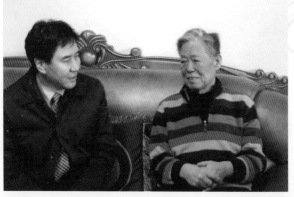

彩图12 兰州大学第一医院于勤院长与刘老师亲切交谈

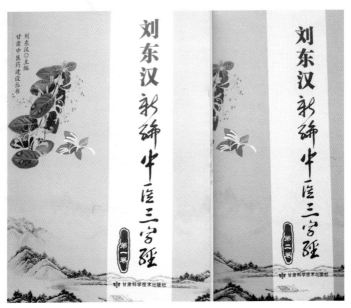

彩图13　2012年作者出版《刘东汉新编中医三字经》
（第一、二卷）

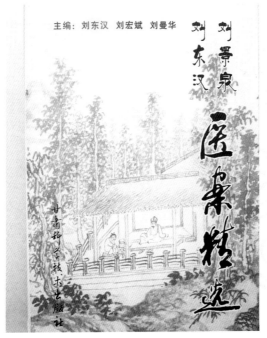

彩图14　2008年作者出版《刘景泉、刘东汉医案精选》

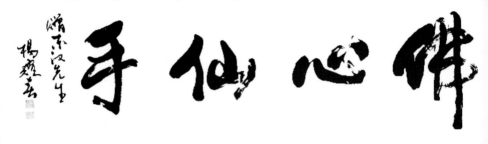

彩图15　原甘肃省军区副政委、少将杨耀春为作者题字

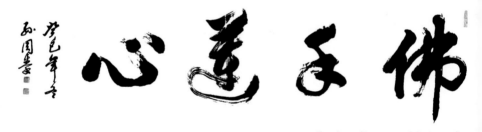

彩图16　甘肃省文联党组副书记副主席孙周秦为作者题字

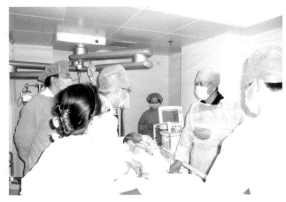

彩图17　刘东汉教授为超级细菌患者会诊

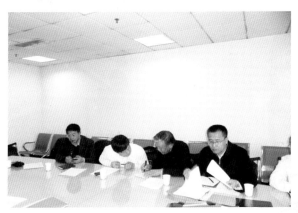

彩图18　刘东汉教授与卫生部特派专家刘清泉教授
共同研究超级细菌治疗方案

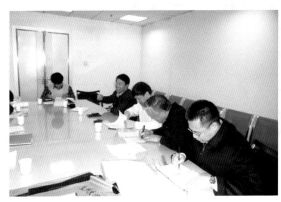

彩图19　刘东汉教授为超级细菌患者开处方

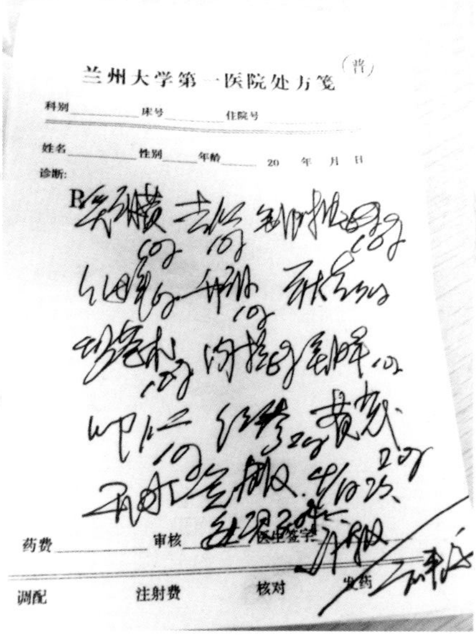

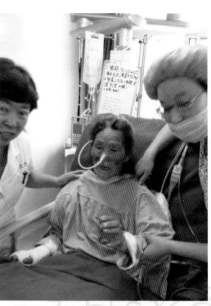

彩图20　治疗超级细菌处方

彩图21　岷县地震重型脑挫裂伤案
患者恢复照片

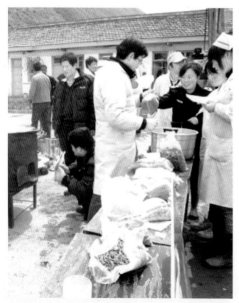

彩图22　自然灾害后疾病：岷县特大冰雹洪
水泥石流受灾区，医务人员在为灾
民煎煮刘东汉教授所开的中药

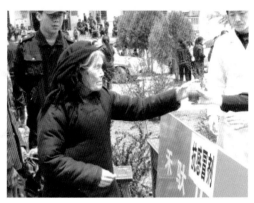

彩图23　自然灾害后疾病：岷县特大冰雹
洪水泥石流受灾区，在中药汤剂
发放点，灾民领取刘东汉教授所
开中药汤剂

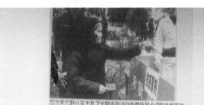

彩图24　自然灾害后疾病：2012年5月18日
《中国中医药报》对作者开出的应
对岷县特大冰雹洪水泥石流灾害的
处方，进行评论（摘自电子版《中
国中医药报》2012年5月18日）

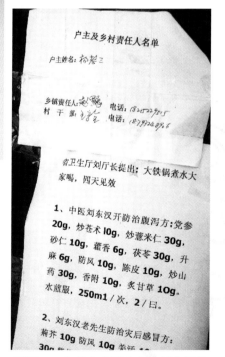

彩图25　自然灾害后疾病：刘东汉教
授为岷县漳县地震贡献的治
疗感冒处方及腹泻处方

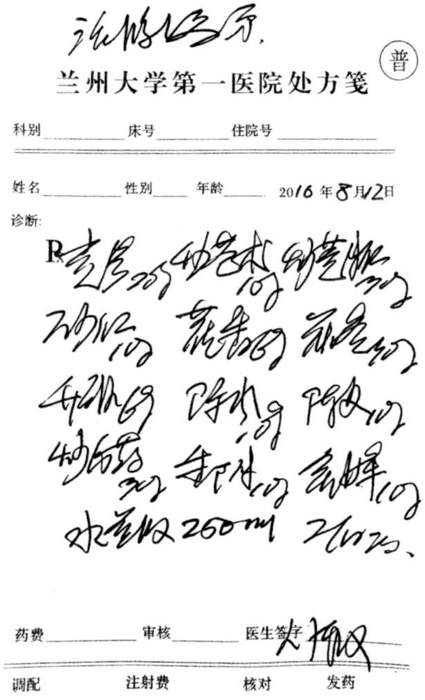

兰州大学第一医院处方笺 〔普〕

科别＿＿＿＿ 床号＿＿＿＿ 住院号＿＿＿＿

姓名＿＿＿＿ 性别＿＿＿ 年龄＿＿＿ 2016 年 8 月 12 日

诊断：

R （手写处方内容）

水煎服 250 ml

药费＿＿＿ 审核＿＿＿ 医生签字＿＿＿

调配＿＿＿ 注射费＿＿＿ 核对＿＿＿ 发药＿＿＿

彩图26　自然灾害后疾病：刘教授为
　　　　 舟曲泥石流贡献治疗腹泻方

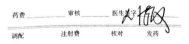

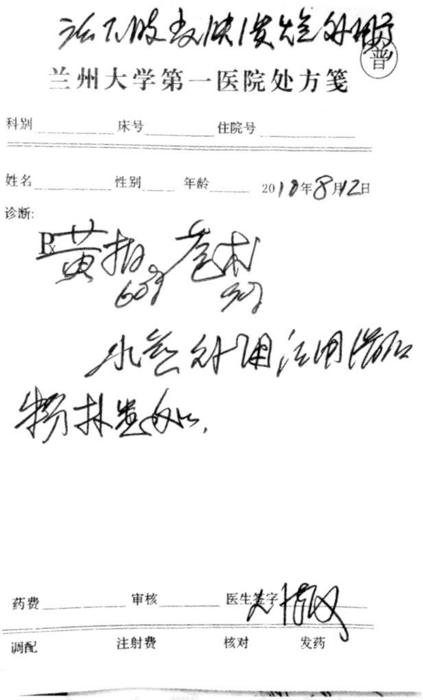

兰州大学第一医院处方笺 〔普〕

科别＿＿＿＿ 床号＿＿＿＿ 住院号＿＿＿＿

姓名＿＿＿＿ 性别＿＿＿ 年龄＿＿＿ 2018 年 8 月 12 日

诊断：

R 黄柏 60g 苍术 （手写处方内容）

药费＿＿＿ 审核＿＿＿ 医生＿＿＿

调配＿＿＿ 注射费＿＿＿ 核对＿＿＿ 发药＿＿＿

彩图27　自然灾害后疾病：刘教授为
　　　　 舟曲泥石流贡献治下肢皮肤
　　　　 溃烂外用方

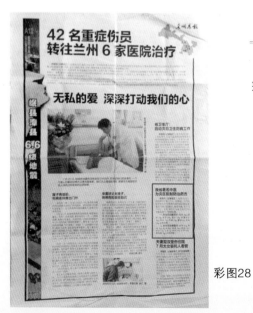

42 名重症伤员
转往兰州 6 家医院治疗

无私的爱　深深打动我们的心

彩图28　自然灾害后疾病：摘自兰州晚报
　　　　 刘东汉教授为岷县、漳县地震贡
　　　　 献防治感冒、腹泻内服方

刘维忠：刘东汉先生为岷县水灾防疫开的皮肤溃烂方：

苍术20克，焦黄柏30克，水煎外用洗患处，洗后用滑石粉外敷患处．功用：清热燥湿．5月13日 10:15 來自腾讯微博 Android 客户端 全部轉播和評論（85）．

彩图29　自然灾害后疾病：刘东汉教授为岷县特大冰雹灾害贡献防治下肢皮肤溃烂外用方（摘自甘肃省卫计委刘维忠主任腾讯微博）

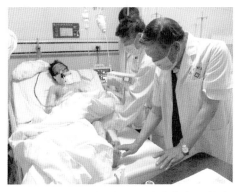

彩图30　急性肺挫伤案：受甘肃中医学院附属医院李应东院长邀请刘东汉教授救治岷县伤员沈某某

刘维忠：#分享照片#岷县泥石流受伤的48岁的沈玉民因呼吸衰竭休克，颈椎骨折住院，中医学院附属医院在西医抢救同时，请老中医刘东汉开了中药3付，服猪蹄汤，患者目前神志清醒，呼吸困难消失，脱离危险。

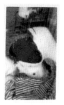

5月21日 13:41:51 本自腾讯微博Android客户端 全部轉播和評論（184）　轉播　評論　更多

彩图31　患者沈某某服用刘教授所开处方后呼吸困难消失，神志清楚（摘自甘肃省卫计委刘维忠主任腾讯微博）

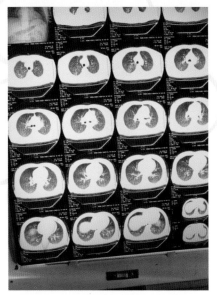

彩图32　矽肺论治验案一刘某某
胸部CT

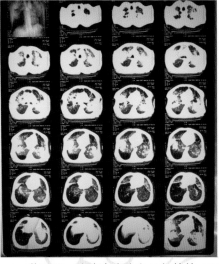

彩图33　矽肺论治验案二赵某某
胸部CT

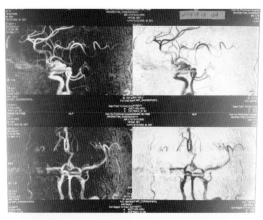

彩图34　大面积脑梗死案王某某入院
（3月12日）脑血管造影

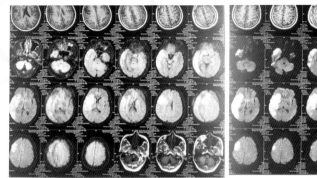

彩图35 大面积脑梗死案王某某入院（2013年3月12日）脑CT

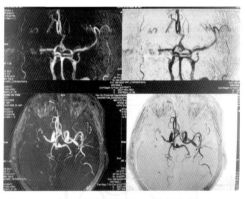

彩图36 大面积脑梗死案王某某入院（2013年3月12日）脑血管造影

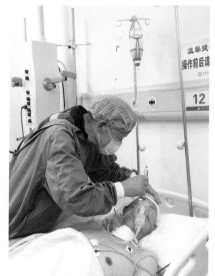

彩图37 大面积脑梗死案：于2013年3月17日刘教授会诊大面积脑梗死案王某某，检查瞳孔大小及对光反射

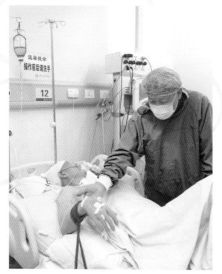

彩图38 大面积脑梗死案：于2013年3月19日刘教授会诊大面积脑梗死案王某某，检查上肢肌力

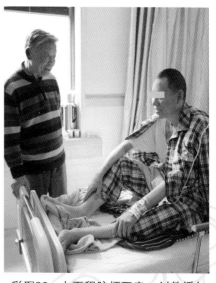

彩图39 大面积脑梗死案：刘教授与患者王某某交流（摄于2013年4月）

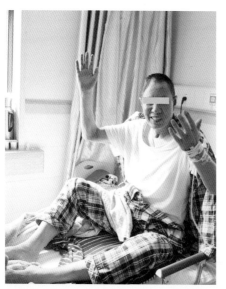

彩图40 大面积脑梗死案：经中西医结合治疗患者恢复良好照片（摄于2013年4月）

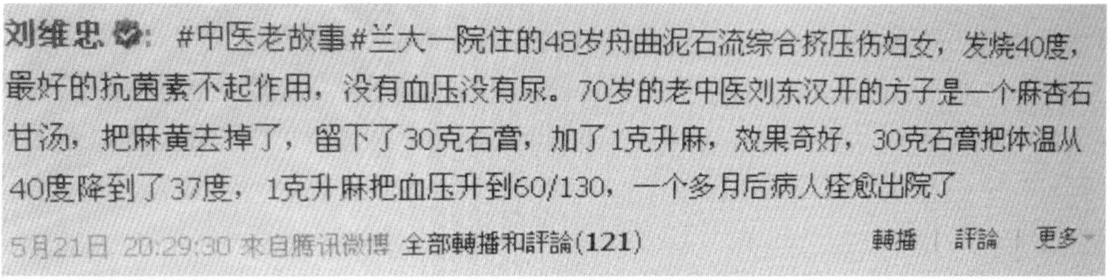

彩图41　挤压综合征急性肾损伤案：摘自甘肃省卫计委刘维忠主任分享关于
刘东汉教授参与救治挤压综合征患者微博

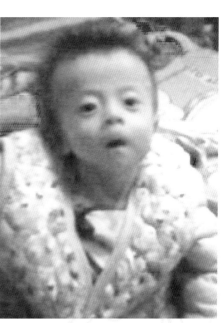

彩图42　小儿疳积 验案（三）：患儿韦
某某首诊照片

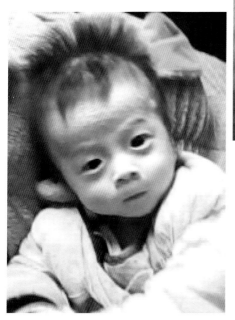

彩图43　小儿疳积 验案（三）：患儿韦
某某二诊照片

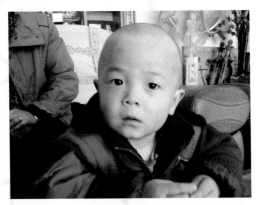

彩图44 小儿疳积验案（三）：患儿韦某某连续服药1年后照片

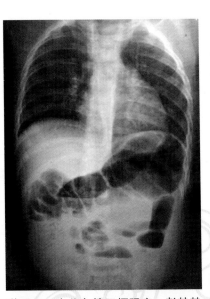

彩图45 小儿急性肠梗阻案：彭某某腹部立位片6月27日

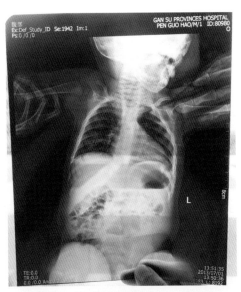

彩图46 小儿急性肠梗阻案：彭某某腹部立位片7月1日

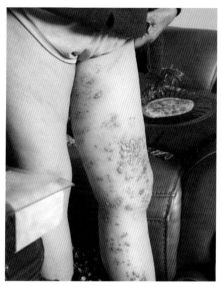

彩图47　带状疱疹案：姚某某初诊

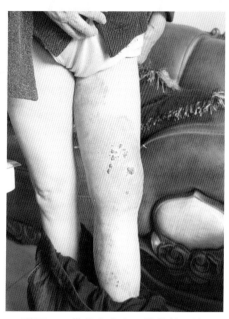

彩图48　带状疱疹案：姚某某二诊

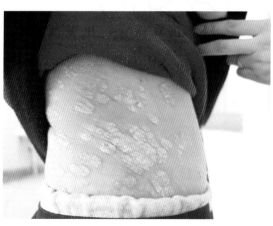

彩图49　银屑病案：王某某初诊

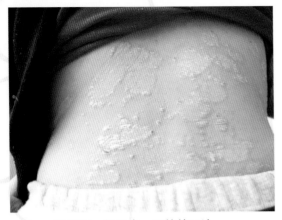

彩图50　银屑病：王某某二诊

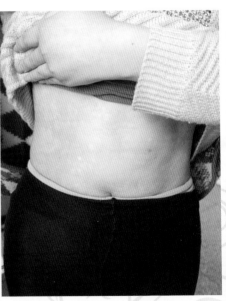

彩图51　银屑病案：王某某服用中药
三个月复诊照片

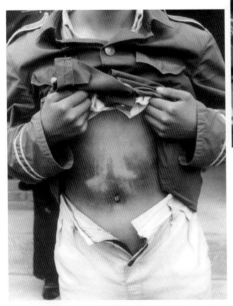

彩图52　疑难汗症之黑汗

编 委 会

主　　编：刘东汉

参编人员：刘喜平　　孙　杰

　　　　　刘倍吟　　刘倍均

校　　对：刘倍吟　　刘倍均

序　一

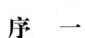

　　刘东汉教授是全国名老中医专家。他传承家学，学验俱丰，在六十年的临床实践中，善于继承，敢于创新，积累了丰富的临床经验和精湛的医技医术。特别是在重大自然灾害伤员救治和重大传染病疫情防控中，攻坚克难，屡见奇效，发挥了中医药的独特作用。

　　刘教授虽年逾古稀，仍精勤不倦，笔耕不辍。继《刘东汉新编中医三字经》后，《刘东汉危重疑难病诊疗经验》即将付梓。此书凝聚刘教授多年临证经验，以案为编，参西用中，突出了危重疑难病"理"、"法"、"方"、"药"的中医辨证思维，展示了中医药在治疗危重疑难病中的独特优势，值得中医药临床工作者参考借鉴。

　　希望有更多的名老中医药专家能够像刘东汉教授这样，认真总结临证经验和疗效，为推动中医药继承创新作出积极贡献。

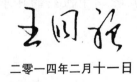

二零一四年二月十一日

序　二

刘东汉教授出生于中医世家，其先祖青囊于陇上已逾七代。他熟读经典，传承家学，勤于临证，通晓中医内外妇儿各科，尤擅危重疑难病的中医药救治。近年来，他以精湛的技艺参与超级细菌感染、大面积脑梗死、岷县地震重型脑挫裂伤、舟曲泥石流严重挤压综合征等众多急危重症及各大医院疑难病的救治，屡起沉疴。受到患者及甘肃省和国家中医药管理局领导的高度评价。

《刘东汉危重疑难病诊疗经验》是刘东汉教授继《刘东汉新编中医三字经》后，又一部力作。该书衷中参西，编排以病为纲，以案为目，不但真实展示了刘先生毕生救治危重疑难病的诊疗经验，同时对每一案例归纳总结，升华经验，继承和发展了危重疑难病的中医辨证理论。全书凝聚了先生及其祖上行医之精华，字里行间饱蘸着几代人的心血。读后令人耳目一新，受益匪浅。

中医药救治危重疑难病具有鲜明的特色和优势，积累了丰富的经验，但多数临床医生不知用、不会用、不敢用、不愿用。相信该书的诊疗经验及中医辨证思维，对于临床医生，尤其是对中医药工作者提高危重疑难病的中医药救治能力，推动中医药的传承创新有很高的参考和借鉴价值。

刘维忠

二〇一四年四月三日

序　三

　　看到刘东汉教授的又一部著作《刘东汉危重疑难病诊疗经验》完稿付印，非常欣喜，也为之叹服。刘教授以七十多岁高龄，在完成繁重的门诊、教学等工作任务的同时，坚持临床病例的整理和经验的积累总结，近几年先后完成了几部学术著作，其坚忍的意志和执着的精神很是让我们钦佩，也值得我们认真学习。知识需要传承、精神需要传承、我们的事业也需要传承，刘东汉教授为我们树立了很好的榜样。

　　《刘东汉危重疑难病诊疗经验》汇集了刘教授50余年从医过程中积累的典型疑难病例，详细分析了症状、脉象等，总结了辨证论治的思维方式，取方经典凝练，既传承了古代医学大家的经典汤头，又不拘泥于古方，灵活调整组方，突出了八纲辨证的中医学术思想精髓，对一些罕见病、杂症，也进行了科学辨证，合理组方，四气五味、君臣佐使，浑然天成，深得传统医学之妙，刘教授深厚的中医功底和丰富的临床经验可见一斑。

　　近一百多年来，西学东渐，以西医为主要内容的现代医学方兴未艾，而传统的中医知识和中医药文化却没有得到充分的重视和发扬，特别是中医中药在一些疑难症、罕见症、杂症的诊断和治疗方面的独特优势和肯定疗效，没有得到很好的继承和弘扬，年轻的学者遇到疑难杂症，往往手足无措，无从下手。刘东汉教授的这本书正好汇集了他在疑难杂症诊治方面的毕生经验，分析抽丝剥茧、论述精辟洗练，易读易学，实用性极强，丰富了祖国传统医学的宝库，是中医工作者和医学生难得的好教材，必定能够受到读者的喜欢，为我们的中医药事业起到很好的传承、总结、和促讲作用。

祖国的未来是美好的，祖国传统医学的前景也是美好的，我们相信，在众多和刘东汉教授一样热爱中医事业、善于发扬传统、总结经验的有志之士的努力下，在社会各界人士的共同支持和关心下，祖国传统医学必将在新的时代大放异彩，更加繁荣和辉煌！

荏苒岁月难追，事业之树常青。衷心地祝愿刘东汉教授身体健朗，福寿延年，在从医执教的事业中取得更大的成绩！

兰州大学第一医院院长

2014 年 6 月 3 日

序 四

　　余先祖世居陇上，清代雍正以降，及至父辈，七代皆以医为业，自古成纪秦安奉调至兰州大学第一医院。在祖上及先父的耳濡目染下，自幼承家学，潜心岐黄，悬壶济世至今，未偿稍懈，于内外妇儿各科，均有涉猎。

　　余六十载，面对各科常见、多发轻浅之证，常能游刃。现代医学日新月异，技术进步令人叹为观止，但一些危重疑难疾病却不减反增，现代医学束手无策，患者期待中医有所作为。余与先父勤求古训，参合家学，广纳博采，探寻危重疑难病中医理法方药的辨证思路，挽救生命无数，慕名求医者络绎不绝。近年来，甘肃省发生的多起公共卫生事件及各大医院的危重疑难疾病，余有幸参与救治，积累了些许经验。如何能将这些经验归纳总结，加以验证，与业界分享，惠及后学，是余之夙愿。

　　在临证实践中，余不断反思危重疑难病救治经验得失，遂著成了这本《刘东汉危重疑难病诊疗经验》。全书以疾病为线索，每种疾病按照"辨证、治法、处方、分析"的体例进行编写，力求真实反映救治过程，科学阐释辨证思路，启人以思维，以期对危重疑难病的中医救治有所裨益。

　　该书在编写过程中得到了国家中医药管理局王国强局长、甘肃省卫生与计划生育委员会刘维忠主任及同道的关心与支持，他们给予余莫大的鼓励与鞭策。余虽勤勤勉勉、殚精竭虑，但诊务繁忙，学识有限，匆匆付梓，难免鲁鱼亥豕，尚祈贤达不吝指正。

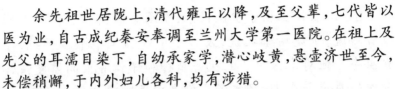

二零一四年二月
于全国名老中医传承工作室

序 五

刘东汉教授出生于中医世家，幼承家学，博采众长，上溯岐黄之道，下逮诸家之说，致力于中医临床半个多世纪，学验俱丰。他对中医事业的执著精神和怀仁济世的博爱情怀深深地感染着我们，坚定了我们走中医道路的信心。有幸成为刘东汉教授的学术继承人，聆听教诲，是我们一生最大的欣慰。

在随侍诊抄方过程中，老师经常教导我们要"多临证、多读书、多思考、多总结"，只有这样才能在实践中归纳总结规律，积累升华经验，拓宽认知和治疗疾病的途径。老师诊务繁忙，仍笔耕不辍，著书立说，先后编写了《刘景泉、刘东汉医案精选》、《刘东汉新编中医三字经》（第一、二卷）。这些学术专著较全面地反映了老师对内、外、妇、儿各科常见病、多发病的诊疗经验及学术特色。

救治危重疑难病亦是老师的诊疗专长。然而多数中医临床工作者唯恐避之不及，老师却认为中医一定要对危重疑难病有所作为，否则中医必将作茧自缚，丢失阵地。多年来老师精勤不倦，衷中参西，探索危重疑难病的中医药治疗手段与方法。在甘肃省发生的多起公共卫生事件及各大医院的危重疑难疾病的救治中，老师都亲临一线，救危济难。2013年岷县地震之际，老师在病榻上仍念念不忘灾区可能出现的疫病和危重伤员及中医药防治策略。我们目睹老师用中医药参与救治危重疑难病的过程，叹其医技之精湛，胆识之过人。我们奢望，如果老师有一部有关中医救治危重疑难疾病的学术专著,必将是中医之幸事!

　　值得庆幸的是,老师在古稀之年,对危重疑难疾病诊疗经验的学术总结已成竹于心。经过3年多的辛勤耕耘,我们终于见到了这部按照西医疾病分类,以"辨证、治法、处方、分析"为基本体例的学术专著——《刘东汉危重疑难病诊疗经验》。该书中的病例大多都是我们随老师的亲身经历,救治过程客观真实,理论阐释科学准确,凝聚了刘东汉教授及其祖上几代人的行医精华。

　　人之所病,病疾多;医之所病,病道少。病道少,莫甚于危重疑难病。老师的这部专著是对中医药救治危重疑难病手段与方法的有益探索,对于中医学术的继承、创新、发展有重要意义,值得参考借鉴。

刘东汉教授学术继承人

刘玮年　孙小杰

二零一四年四月

目 录

第一章　感染性急危疑难病

第一节　超级细菌感染

一、概述

2010年东南亚发现新型超级病菌,即产NDM-1广泛耐药肠杆菌科细菌。由于细菌的基因突变和抗生素的滥用,该细菌几乎可以抵御所有抗生素,现代医学几近束手无策,故俗称超级细菌。2010年10月,我国报道3例NDM-1基因阳性细菌的病例。其中宁夏回族自治区2例,均为新生儿,在粪便中检出粪肠球菌,已痊愈出院;福建省1例,83岁老人,主因晚期肺癌已死亡。2010年10月28日,甘肃省确诊1例NDM-1基因阳性细菌患者,患者病情复杂。甘肃省卫生厅高度重视该超级细菌的治疗,希望采用中西医结合的方法救治,特邀余中医论治,患者获愈。

二、典型案例

患者张某某,男,51岁,甘肃榆中县人。2010年10月1日,患者主因"车祸外伤后致胸痛伴意识丧失3h"收住于兰州大学第一医院重症医学科。入院时查体:体温35.5℃,心率140次/min,血压44/20mmHg,呼吸42次/min。患者意识丧失,呼之不应,双侧瞳孔等大等圆,约4mm,查体不合作。胸部、上腹部及头颅CT平扫示:左侧多发肋骨骨折,左侧血气胸,蛛网膜下腔出血,T_{12}椎体压缩性骨折伴截瘫。于当日夜间急诊在全麻下行"左侧肋骨切开复位内固定术",于

1

10月6日晚在急诊全麻下行"T₁₂椎体压缩性骨折伴截瘫切开复位内固定术"。术后补充诊断：①肺部感染，脓毒性休克；②T₁₂骨折并截瘫；③多发性肋骨骨折；④颈椎骨折（寰椎）；⑤左侧臂丛神经瘫；⑥左肩胛骨骨折；⑦蛛网膜下腔出血；⑧尿崩症（中枢性）。术后给予抗感染、止血、预防应激性溃疡、抗休克、脑保护、营养及支持等治疗，病情尚平稳。

10月9日晨患者出现寒战、高热，体温最高38.0℃，血压下降，考虑感染性休克，血培养回报：产酸克雷伯菌（10月4日送检），对亚胺培南敏感，给予亚胺培南治疗4d，病情趋于稳定。10月13日，血培养回报：多重耐药产酸克雷伯菌，仅对阿米卡星中介（10月9日送检）。此株细菌10月28日于北大医院NDM-1检测阳性，考虑为超级细菌。遂更换为氨基糖甙类抗生素，同时隔离单间、物品专用、加强消毒等措施。10月11日至10月13日，连续3d血培养均阴性，痰培养为鲍曼不动杆菌。10月27日患者再次出现寒战，高热，体温最高达42.0℃，血压下降，最低至80/50mmHg，给予亚胺培南等抗感染效果不佳，高热持续不退，病情危重。特邀刘东汉教授中医论治。（见彩图17~20）

（一）初诊 （2010年10月27日）

【主症】患者神志不清，高热，体温达42.0℃，时时振寒，汗出不畅，约300ml，血压下降，最低至80/50mmHg。血常规示：白细胞34.90×10⁹/L，中性粒细胞百分比94.7%。粪便细菌涂片示：查到大量G⁺球菌链状排列，偶见G⁻杆菌。胸片示：双肺片状渗出影。咳嗽，咳痰，痰呈黄色黏稠状，量多，不易咳出，听诊闻及双肺湿性啰音，呼吸机辅助排痰，呼吸急促。双目发赤，口干，腹胀如鼓，叩诊呈鼓音，颜面及下肢胫骨前缘轻度水肿，大便成形，量少，小便2814ml。伸舌迟钝，舌尖红，舌质淡，扪之无津，苔白腻，脉浮数。

【辨证】肺热郁闭，气津两伤。

【治则】清热泻肺，益气生津。

【处方】自拟方。

黄芩20g　龙葵15g　生石膏30g　葶苈子20g

杏仁10g　竹茹10g　炙桑皮30g　鱼腥草30g

桃仁10g　桔　梗10g　全瓜蒌30g　西洋参20g

连翘30g　生甘草10g　生黄芪30g

3剂，水煎服，150ml/次，3次/d，饭后服用。

【分析】《金匮要略·肺痿肺痈咳嗽上气病脉证治》曰："风舍于肺，其人则咳，口干喘满，咽燥不渴，多唾浊沫，时时振寒。热之所过，血为之凝滞，蓄结痈脓，吐如米粥。始萌可救，脓成则死。"同时指出："肺痈，喘不得卧，葶苈大枣泻肺汤主之。"肺痈为外感风邪热毒，肺生痈脓。其病理演变可分为三期：即表证期、成痈期和溃脓期。此患者当属表证期。

然此证单从肺痈解释，难免顾此失彼，而辨证时从卫气营血和三焦辨证着手，有异曲同工之妙。高热，汗出不畅，时时振寒，乃卫气调节体温、汗液之职失司。如《灵枢·本藏》曰："卫气者，所以温分肉、充皮肤、肥腠理、司开合者也。"肺卫相系，卫气失司，首伤肺气，且叶天士《外感温热篇》中"温邪上受，首先犯肺"。肺主气，司呼吸，宣降失司，可见咳嗽、咳痰。观其舌质淡，舌尖红，足见气分证不盛，故此病乃卫气同病，卫分证为主。肺卫失司，其症俱，三焦辨证辨病位当属上焦肺。论治法《外感温热篇》亦论及"在卫汗之可也，到气才可清气"。而此患者重在治卫分，防气分，故以连翘辛凉清泻肺热，所谓"辛凉开肺便是汗剂"；石膏清肺热，清热护津为要；葶苈子急泻肺中水浊，疗肺壅上气咳嗽，定喘促，除胸中痰饮（《开宝本草》）。鱼腥草、全瓜蒌、杏仁、炙桑皮、竹茹倍清热化痰、泻肺平喘、利水消肿之功；双目发赤，热邪在肺，兼有少阳半表半里证，伴气郁化热，故以黄芩和枢机，畅气机，解郁热，如《素问·六节藏象论》中"凡十一藏取决于胆也"。腹胀如鼓主因有二：一因肺气失宣，上焦气机失畅，中焦气机斡旋失职，气不利则满，故见腹胀满；二因患者久卧则伤气，首伤脾胃之气，气虚易气滞，且脾主大腹，可见腹胀满。治法上，于此症重在开宣肺气，以桔梗倍宣肺祛痰排浊之功。观其舌质淡，故以西洋参、生黄芪益气养阴扶正，扶正祛邪，先安未受邪之地；气易病及血，故以桃仁活血祛瘀；龙葵利水助化膀胱之气，且防截瘫、后尿路感染；生甘草清热解毒，调和诸药，护胃气，且防药物损伤未受邪之脏。

（二）二诊（2010年10月30日）

【主症】患者服药一剂后，体温由42.0℃渐降至38.1℃，神志尚清，咳嗽较前减轻，痰量较少，量中等，呈白色黏稠状，仍不易咳出，双肺闻及少许湿性啰音。腹胀缓解，大便稀，黄色糊状，约60ml，小便1320ml。今日行粪便细菌涂片示：见到少量G⁻杆菌，偶见G⁺球菌。10月28日与10月29日两次胸片比较可见肺门、肺尖部片状渗出影较前减少。但此后患者体温仍波动于39.0℃左右，余上述症状均缓解。舌尖红，舌质淡，两侧微瘀，苔薄白，寸、尺脉浮数。

【辨证】肺热郁闭夹瘀，气津两伤。

【治则】清热泻肺，益气生津兼消瘀排浊。

【处方】自拟方。

当　归20g	银　花30g	连　翘30g	生黄芪30g
赤　芍30g	芦　根30g	茯　苓30g	西洋参20g
蔻　仁10g	桃　仁10g	桔　梗10g	鱼腥草30g
瓜　蒌30g	生石膏60g	制半夏20g	炒白术20g
甘　草10g			

2剂，水煎服，30ml/次，4次/d。

【分析】《金匮要略·肺痿肺痈咳嗽上气病脉证治》谓："《千金》苇茎汤治咳有微热，烦满，胸中甲错，是为肺痈。"患者间断性高热，寒战，神志清，且痰量减少，提示正气有力鼓邪外出。若战汗作解，所谓阳加于阴谓之汗，正胜邪祛，乃疾病向愈的一大体征，临证切记切记。现患者仍卫气同病，卫分为主，兼有气分，辨证同上，治以千金苇茎汤合银翘散化裁。重用银花、连翘质轻味薄之品清宣肺卫之气；石膏清肺脏气分之热；芦根、桃仁取苇茎汤之意，清肺排浊，清热泻火，生津，活血祛瘀；肺为贮痰之器，故以全瓜蒌、鱼腥草清热化痰祛痰，有利已成之痰排出；脾胃为生痰之源，以制半夏、茯苓、蔻仁、炒白术燥湿运脾，杜生痰之源；仍以生黄芪、西洋参益气养阴扶正，扶正所以驱邪；观其舌质两侧微瘀，且有脑外伤史，理应有头痛等脑外伤症状，但患者未有知觉，故以当归、赤芍活血化瘀；桔梗宣肺祛痰、逐肺热；仍以生草清热解毒、调和诸药，护胃气为要。现代医学研究银花、连翘、石膏、全瓜蒌、鱼腥草等均有很好的抗病菌效果,且多不存在耐药性。

(三)三诊(2010年11月1日)

【主症】患者服药一剂后,复查血常规示:白细胞7.54×10⁹/L,中性粒细胞百分比85.2%。痰质较前清稀,量减少,呈白色泡沫状。患者于10月31日下午咳出大量黄色黏稠痰,咳嗽明显缓解。于11月1日凌晨2:00体温高达40.0℃,寒战,汗出,体温渐降,于晨7:00测体温37.0℃。此后患者咳吐白色黏稠痰,伴白色泡沫,量中等,味咸,较前易咳出。神志欠清,欲睡,上半身微汗出,汗出不畅,小便量2886ml,大便不能自控,不自主溢出。伸舌迟钝,舌质淡嫩,扪之水湿,苔薄白,双脉沉缓无力。甘肃省卫生厅特邀、国家卫生部特派北京中医药大学东直门医院刘清泉教授指导治疗,表示刘老辨证准、立法严,所拟处方精妙。

【辨证】水痰互阻,少阴寒化。

【治则】温肾益气,化痰利水。

【处方】麻黄附子细辛汤加减。

炙麻黄10g	杏 仁10g	制附片10g(先煎)	细 辛6g
升 麻10g	茯 苓30g	炒苍术10g	肉 桂6g
炙甘草10g	蔻 仁10g	红 参20g	黄 芪20g

1剂,开水煎服,4次/d,每次30ml。

【分析】《伤寒论》第281条"少阴之为病,脉微细,但欲寐也"。第301条"少阴病,始得之,反发热,脉沉者,麻黄细辛附子汤主之"。患者脉沉缓无力,神志欠清,欲睡,发热,小便色白,舌质淡嫩,此证当属太少两感,故以麻黄细辛附子汤温经解表。痰呈白色泡沫状,味咸,小便量多,大便不能自控,当属脾肾阳虚,水气不化,故以制附片佐肉桂温肾阳,益火源,消阴翳;蔻仁、苍术、茯苓温脾阳,健脾运,运化水液;汗出不畅,腠理闭郁,故以麻黄开宣腠理,配伍升麻、杏仁,一升一降,气机得畅,共司肺之宣降功能,升举阳气,通利三焦,助肾阳温煦膀胱,使气化之水液得以有力输布,浊中之清供人体重新利用,体现《内经》"三焦膀胱者,腠理毫毛其应";红参、黄芪益气固表,

5

扶正祛邪,且防麻黄发汗太过;炙甘草调和诸药,护胃气,且解附片之毒。全方体现上焦宣肺气、中焦运脾气、下焦温肾阳化膀胱之气,三焦畅通,水液自治,所谓"治病必求其本"(《素问·阴阳应象大论》)。

(四)四诊(2010年11月3日)

【主症】患者服前药2次后,精神渐佳,夜间体温正常,晨起体温37.4℃,后全天体温正常,上半身微汗出,扪皮肤湿润,以头颈部显著。咳嗽、咳痰明显缓解,痰质清稀,色白,量中等,易咳出,右下肺呼吸音低,且闻及少许湿性啰音。胸片提示渗出较前明显减少,纹理增粗,血象稍偏高。略口干,觉头痛,有食欲,颜面四肢水肿消失,小便量2030ml,色黄,有便意,但大便未解,可自控。患者服药4次后,上述症状均缓解,但头颈部仍汗出,偶觉心慌,心率109次/min,嘱减药量至20ml,汗出、心慌症状稍微缓解。伸舌灵活,舌质淡嫩,两侧微瘀,苔薄白,脉细数。

【辨证】痰水互结夹瘀。

【治则】健脾益气,化痰利水兼化瘀。

【处方】自拟方。

生黄芪60g	杏 仁10g	制附片10g	细 辛6g
升 麻10g	茯 苓20g	炒苍术20g	肉 桂6g
红 参20g	蔻 仁10g	五味子10g	牡 蛎30g
当 归20g	赤 芍20g	炙甘草10g	

开水煎服,1剂,每日4次,每次30ml。

【分析】此方遵前方,表证已解,故后治疗重在温肾阳,顾脾阳。心主血,汗为血液所化,血汗同源,故汗出太多则伤心,而见心慌,且患者全天体温正常,故前方去麻黄,加五味子敛汗生津,益心肺之气;牡蛎收敛固涩,镇惊安神;重用黄芪益气固表,卫气足,开合有司,汗液自调;小便量仍较多,减茯苓量,弱利水之功;患者觉头痛,提示脑外伤后常见症状出现,故仍以当归、赤芍活血化瘀。至于小便,肺主诸气,为水之上源,膀胱为水之下源;至于大便,脾为肺之母,肺与大肠相表里,肺气足,大便自控;且肾司二便,肾阳温煦,二便自调。所谓"用古人方全凭加减"，变一味药，全方格局变，真乃用药如用兵。切中病机，单刀直入，不必面面俱到，兵贵神速，效宏力专。

患者前方一剂分3次服后，头颈部汗出明显减少，心慌消失，心率90次/min。无明显咳嗽、咳痰，右下肺未闻及明显湿性啰音，胸片示肺部纹理增粗。血常规：白细胞9.1×10^9/L，中性粒细胞百分比79.2%。粪便涂片显示球杆比为1:9，痰培养涂片未查到真菌，血培养结果回报无此类肠杆菌生长。于11月4日下午，头颈部无汗出，精神转佳，双目有神，头痛消失，小便量每小时110ml，色黄，有便意，大便50ml，呈黄色糊状。舌质淡红，苔薄白，脉沉而有力。超级细菌感染临床治愈。至于患者截瘫问题需要后续康复治疗，而大便可自控亦是此病例的一大亮点。

抗生素是人类抵御细菌感染类疾病的主要武器，然耐药性"超级细菌"的出现主要是因滥用抗生素。自超级细菌出现后，因其几乎可以抵御所有抗生素，现代医学几近束手无策。失去抗生素这个曾经有力的武器，医学家们又开始重新思考，能否找到一种健康和自然的疗法，用人类自身免疫来抵御超级病菌的进攻，成为许多人对疾病的新共识。而早在2000多年前，祖国医学已明确提出"人"在疾病的发生上起主导作用，正如《黄帝内经》中："正气存内，邪不可干；邪之所凑，其气必虚。"同时指出"上古之人，其知道者，法于阴阳，和于术数，饮食有节，起居有常，不妄作劳，故能形与神俱，而尽终其天年，度百岁乃去"等的自然养生法则。而在用药方面，针对超级细菌，医药学家开始把目光投向中医药。因中药成分复杂，来源广泛，且现代药理学研究，中药具有多靶点抗菌作用，还有改善耐药性等作用，不仅对细菌、病毒有抑杀作用，而且对人体的免疫具有调节和保护作用。现代医学飞速发展，诊疗手段越来越丰富，然在治疗耐药性病菌面前总是捉襟见肘，新的病菌产生，才有新的抗生素出现。祖国医学虽未有耐药性病菌及超级细菌之说，但其临证疗效足以证明其魅力所在。

第二节 甲型 H1N1 流感

一、概述

甲型H1N1流感病毒是A型流感病毒，携带有H1N1亚型猪流感病毒株，包含有禽流感、猪流感和人流感三种流感病毒的核糖核酸基因片断，同时拥有亚洲猪流感和非洲猪流感病毒特征。传染性较强，人感染后的临床早期症状与流感类似，有发烧、咳嗽、疲劳、食欲不振等，还可以出现腹泻或呕吐等症状，病情可迅速进展，突然高热，肺炎，重者可以出现呼吸衰竭，多器官损伤，导致死亡。卫生部明确将甲型H1N1流感(原称人感染猪流感)纳入传染病防治法规定管理的乙类传染病，并采取甲类传染病的预防、控制措施。2008年甘肃省运用中医药开展甲型H1N1流感，取得了较好的防治疗效，刘东汉教授在中医辨证救治甲型H1N1流感临床实践中总结出三首处方，被甘肃省卫生厅推荐给全省各级医疗机构推广应用，经甘肃省大样本实践应用，临床效果显著。

二、处方

（一）针对高烧不退，浑身疼痛酸困

葛　根30g	柴　胡10g	黄　芩10g	生石膏30g
赤　芍20g	桔　梗10g	羌　活10g	板蓝根30g
白　芷6g	生　姜3片	甘　草10g	牛蒡子30g

水煎内服，每日3次。

【方析】本方系柴葛解肌汤加减，柴葛解肌汤主治风寒未解，化热入里，邪在三阳，高热身痛证。治宜辛凉解肌，兼清里热。方中柴胡、葛根为君，葛根味辛性凉，辛能外透肌热，凉能内清郁热；柴胡味辛性寒，为解肌要药，且具有舒畅气机之功，助葛根外透郁热。羌活、

白芷助君药辛散发表,并止诸痛;黄芩、生石膏清泄里热;牛蒡子、板蓝根解毒利咽喉,六药共为臣药。葛根配白芷、石膏,清透阳明邪热;柴胡配黄芩,透解少阳治邪热;羌活发散太阳之风寒,如此配合三阳兼治,以治阳明为主。桔梗畅肺气以利解表,赤芍理血,生姜发散风寒,均为佐药;甘草调和诸药,护胃气。

(二)针对高烧咽痛、咳嗽、胸痛

麻　黄10g　杏　仁10g　生石膏30g　牛蒡子15g
银　花30g　连　翘30g　全瓜蒌30g　生甘草10g

水煎内服,每日3次。

【方析】本方系麻杏石甘汤化裁而来。温邪上受,首先犯肺。肺开窍于鼻,喉为肺之门户。时邪壅肺,肺失宣降,故见上症。方中麻黄、石膏为君,麻黄开肺气之郁闭以止咳平喘,散表邪;生石膏清泄肺热以生津,辛散解肌以透邪。二药一辛温一辛寒;一以宣肺为主,一以清肺为主,合而用之相辅相成;杏仁味苦,降肺气以止咳;银花、连翘气味芳香,既可疏散风热,清热解毒,又可避秽化浊,在透散卫分表邪同时,兼顾温热病邪易于蕴结成毒,多夹秽浊之气的特点;牛蒡子解毒利咽,四药共为臣药;佐以全瓜蒌宽胸散结,止胸痛;生甘草为使药,调和诸药。

(三)针对高烧咳嗽痰中带血,胸痛气短

黄　连6g　黄　芩10g　金银花30g　生石膏30g
生　地10g　桔　梗10g　桑白皮30g　鱼腥草30g
杏　仁10g　连　翘20g　地骨皮30g　生甘草10g

水煎内服,每日3次。

【方析】本方为刘东汉教授自拟方剂。方中黄连、黄芩为君药,苦寒,清上焦热邪;鱼腥草、生石膏、银花、连翘为臣药共奏清肺热,抗病毒,防治肺部感染之效;炙桑皮、地骨皮、生地、桔梗清热凉血,宣肺平喘,通调水道,共为佐药;生甘草调和诸药,为使药。

三、典型案例

患者陆某,女,22岁,北京人。2008年11月23日,患者发热,体温

39.6℃,呼吸时胸腹疼痛、全身关节肌肉酸痛无力,痰不多,咳嗽频剧,各种消炎药、感冒药连续服用3d,症状未见好转,为求诊治患者前往北京市某医院的发热门诊,当时给予处理(具体不详),嘱休息,避免交叉感染,回家后患者按时服药,但症状无缓解,高热不退,咳嗽,咽痛,患者求救于自己的舅舅——兰州某医院病理科孙教授,得知情况后,孙教授求于刘老师门诊,当时刘老电话问了患者情况。

【主症】高热、无汗、咳嗽、胸痛,有痰难咯,痰质黏,咽干痛,头身疼痛,肌肉酸困,口干。

【辨证】时邪犯肺。

【治则】清热解毒,散邪利咽。

【处方】柴葛解肌汤加减。

葛　根30g　柴　胡10g　黄　芩10g　生石膏30g

赤　芍20g　桔　梗10g　羌　活10g　板蓝根30g

白　芷6g　生　姜3片　牛蒡子30g　生甘草10g

水煎内服,每日3次。

患者11月26日中午12点按刘老的处方第一次服药,至晚上6:38分服第二次后,感觉遍身微汗出,浑身轻松许多,到夜间11:00体温已降至37.3℃。并且咳嗽、胸痛也明显减轻,上方续服2d后,告安。具体方解见处方一。

第三节　传染性单核细胞增多症

一、概述

传染性单核细胞增多症(Infectious mononucleosis,LM)是由EB病毒(EBV)所致一种单核-巨噬细胞系统急性增生性自限性传染病。其临床特征为发热,咽喉炎,淋巴结肿大,外周血淋巴细胞显著增多并出现异常淋巴细胞,嗜异性凝集试验阳性,感染后体内出现抗EBV抗体,6岁以下幼儿常表现轻症,甚至隐性感染。目前,对本病的病理变化尚了解不多,其基本的病毒特征是淋巴组织的良性增生。淋巴结肿大但并不化脓,肝、脾、心肌、肾、肾上腺、肺、中枢神经系统均可受累,主要为异常的多形性淋巴细胞浸润。本病无特异性治疗,西医以对症治疗为主。

二、典型案例

基本情况:马某某,男性,19岁,甘肃兰州市人。患者于2011年6月27日因游泳后吹冷风,随后出现乏力,发热、体温波动在38.5℃,自服"阿莫西林、青霉素V钾片、红霉素、感康、维C银翘片"等治疗后(具体剂量不详),清晨热退,午后再次发热。6月30日出现咽痛、颈部、耳后、颌下淋巴结肿大,轻咳,干咳无痰,因"乏力、发热9d,咽痛6d",急查血常规示:白细胞16.6×10⁹/L,淋巴细胞比例67.7%,血红蛋白166g/L,血小板95×10⁹/L。肾功:尿酸560μmol/L。腹部B超示:肝脾肿大。胸片提示:未见异常。静滴"头孢唑圬钠 2g/d,奥硝唑0.5g/d"治疗1d,查血常规示:白细胞14.8×10⁹/L,淋巴细胞计数9.50×10⁹/L,淋巴细胞比例64.2%,血红蛋白151g/L,血小板87×10⁹/L。腹部B超:肝脾肿大。急诊以"传染性单核细胞增多症"收住于兰州某医院血液科。病程中患者无潮热,盗汗,体重减轻;无骨痛、鼻腔出血、齿龈渗血及皮肤黏膜出血点;无胸闷、气短及呼吸困难;无腹痛、腹泻;无尿频、尿急、尿痛,精神饮食睡眠欠佳,大小便正常。

【主症】初起恶寒,继而高热,体温达40℃,给予抗生素治疗效果不佳,经检查发现颈部淋巴结肿大,给予抗生素等对症治疗15d,高热仍持续不退,现患者神志尚清,浑身肌肉酸楚,疲乏无力,面赤,胸胁苦满,口干,口苦,纳差,溲黄,大便干,舌质红,乏津,苔薄黄,脉弦数。

【辨证】少阳阳明同病。

【治法】和解少阳,清解阳明。

【处方】柴葛解肌汤加减。

柴　胡10g　黄　芩10g　制半夏10g　西洋参20g

葛　根30g　生石膏30g　夏枯草30g　当　归10g

炒白芍30g　羌　活10g　升　麻10g　白蔻仁10g

生甘草10g

2剂,水煎服,200ml/次,2次/d。

患者服药一次后,体温降至36.6℃。

【分析】此患者因暑月外出游泳毛窍张开,吹冷风后导致表阳被郁,郁而化火化热。《素问·阴阳别论篇》:"三阳为病发寒热,下为痈肿……"《素问·生气通天论》"因于暑,汗,烦则喘喝,静则多言,体若燔炭,汗出而散"。《温病条辨·热论篇》:"凡病伤寒而成温者,先夏至日者为病温,后夏至日者为病暑,暑当与汗出勿止。"《医方集解》:此足太阳、阳明药也。寒邪在经,羌活散太阳之邪(用此以代麻黄);芷、葛散阳明之邪;柴胡散少阳之邪。寒将为热,故以黄芩、石膏清之(两药并泄肺热),以芍药、甘草和之也。选柴葛解肌汤加减,取辛凉解肌,清泻里热之义。方用葛根、柴胡解肌退热为主药;加西洋参、黄芩助清热,益气生津之效。热病后期有气阴两虚之势。羌活解表邪,并宣痹痛,石膏清泄里热,四药均以为辅;白芍、甘草酸甘化阴,和营泄热,夏枯草清肝、散结,常用于治淋巴结结核、甲状腺肿大、瘰疬、瘿瘤、乳痈、乳癌。诸药寒温并用,辛凉为主,共成辛凉解肌、兼清里热之功。

第四节　岷县地震重型脑挫裂伤

一、概述

重型颅脑损伤(severecraniocerebralinjury,SCCI)是指由于外力直接或间接作用于头部,造成颅脑组织结构被伤害的一类损伤,是创伤学中危害性最大的疾病,是临床救治的重点。

二、典型案例

患者郭某某,女,81岁,甘肃岷县梅川镇人,农民。2013年7月22

日地震致家中房屋倒塌,砸伤头部及胸腹部致患者昏迷,被救援人员发现后,从废墟中挖出。因"外伤后意识不清半天"于2013年7月22日16:35送入岷县中医院。在送往岷县中医院途中患者苏醒,但意识不清,家属呼唤后有反应,但不能对答,当时未见恶心、呕吐,抽搐等症状。入院时体温:36.4℃, 心率60次/min, 呼吸22次/min, 血压120/98mmHg,患者发育正常,营养差,被动体位,抬入病房。专科情况:患者呈嗜睡状态,精神差,问答不语,查体不合作,强刺激后有反应,刺痛可睁眼,被动体位。面色苍白,口唇发绀,头颅无畸形,五官端正,双侧瞳孔等大等圆约2.5mm,对光反射灵敏,巩膜无黄染,颈软无抵抗,胸廓对称无畸形,双肺呼吸音低,可闻及少量湿性啰音,心律齐,未闻及病理性杂音。脊柱无畸形,肌力及肌张力减弱,四肢刺痛可回缩,生理反射存在,双下肢病理反射阳性,右手腕部肿胀明显, 活动受限, 骨盆挤压试验 (+), 活动受限。格拉斯哥评分:3+3+3=9。辅助检查:①头颅CT示:"颅内多发脑挫裂伤";②胸部正位片示:"慢性支气管炎合并感染,左侧胸膜肥厚粘连";③右手及骨盆正位片示:"右侧桡骨远端骨折,双侧耻骨下支、左侧耻骨上支骨折";④心电图示:"窦性心律,心电轴不偏,窦性心动过速,异常心电图";⑤超声心动图示:"三尖瓣反流(中度),主、肺动脉瓣反流(轻度),肺动脉高压(轻度),心率增快,心包腔少量积液,左室收缩功能正常,舒张功能减低";⑥腹部B超示:"胆囊多发结石,腹腔积液";⑦血气分析:"氧分压63mmHg"; ⑧生化全项示:"血糖12.89mmol/L,总蛋白51g/L, 肌酸激酶1872.68mmol/L"。血常规示:"白细胞23.7×10⁹/L,中性粒细胞百分比92.5%"。入院诊断:①脑挫裂伤、弥漫性轴索损伤,脑萎缩、慢性硬膜下积液;②慢性阻塞性肺疾病,肺部感染,肺纤维化,I型呼衰。患者入院后病情危重,岷县中医院即刻成立急救专家组,给予神经外科护理常规,特级护理,对症支持治疗,并积极完善相关检查,配合中医、针灸治疗。

2013年7月23日6:00在岷县中医院外科楼二楼会议室进行患者危重病例讨论,讨论结果:①通过观察患者病情变化及几次CT检查情况考虑颅内高密度影多为钙化灶可能,目前诊断多考虑脓毒血症、COPD、肺部感染、呼吸衰竭,抗感染应给予头孢三代+阿奇霉素,患者入院时血糖12.89mmol/L,血糖升高考虑为应激性升高,但糖尿病不能排除,血糖升高可暂不干预,同时控制体液量在2000ml左右,保持出入量平衡;②敬悉病史及头颅CT表现多考虑患者弥漫性轴索损伤、硬膜下积液、脑萎缩,治疗应给予催醒,暂时不考虑手术治疗;③现患者右侧桡骨远端骨折,骨盆骨折情况无需行手术治疗,给予固定处理。

2013年7月23日21:38中医组专家查房:患者家属代诉患者意识不清,呼唤后可睁眼,无恶心、呕吐,面色少华,晦暗,腹部胀满,无腹泻,大便未解,小便量如常。左脉弦细,右脉弦数,舌质淡无苔有裂纹。查体:体温38.2℃,心率102次/min,呼吸22次/min,血压130/75mmHg,呈嗜睡状态,精神差,问答不语,查体不合作,强刺激后有反应,刺痛可睁眼,被动体位。面色苍白,口唇发绀,头颅无畸形,五官端正,双侧瞳孔等大等圆约2.5mm,对光反射灵敏,巩膜无黄染,颈软无抵抗,胸廓对称,无畸形,双肺呼吸音低,可闻及少量湿性啰音,心律齐,未闻及病理性杂音。脊柱无畸形,肌力及肌张力减弱,四肢刺痛可回缩,生理反射存在,双下肢病理反射阳性,右手腕部肿胀明显,活动受限,骨盆挤压试验(+),活动受限。格拉斯哥评分:3+3+3=9。7月22日血常规回报示:白细胞23.7×10⁹/L,中性粒细胞百分比92.5%,淋巴细胞百分比4.80%,单核细胞百分比2.40%,中性粒细胞计数21.92×10⁹/L,血气分析:血氧饱和度82%。

(一)初诊(2013年7月22日)

专家组查房后指示:患者病情复杂,脑挫裂伤致患者神志不清,颅内压高,肺部感染,呼吸衰竭明确,既往有COPD、肺纤维化病史。吾辨证开方,处方以控制肺部感染,醒脑开窍为主,达到肺气宣降,顺气通腑之效。右侧桡骨远端骨折由甘肃省中医院专家行小夹板固定。同时由岷县中医院针灸科曹医生给予针灸治疗,取双侧足三里、气海、肾俞、肺俞。

【辨证】气虚血瘀,痰热阻滞。

【治法】益气活血,清热化痰,醒脑开窍。

【处方】葛根汤加减。

黄　芪100g	葛　根60g	天　麻20g	鱼腥草30g
玳　瑁20g	赤　芍30g	茯　苓30g	葶苈子30g
水　蛭6g	远　志10g	当　归20g	炒苏子30g
人　参20g	炙甘草20g		

1剂,水煎服150ml,每日3次。

服用1剂后患者体温降至正常,心率85次/min,腹胀减轻,大便1次,偏干,量适中。颅内压恢复正常,复查血常规示:白细胞12.27×10^9/L,中性粒细胞百分比93.20%,淋巴细胞百分比4.20%,单核细胞百分比2.30%,中性粒细胞计数11.44×10^9/L,其余症状改善不明显,继续严密观察。

2013年7月23日23:30西医专家组查房:患者于今日22:30时出现血氧饱和度持续下降,最低至50%,加大氧流量后血氧饱和度无回升,且意识不清,呼唤无反应,急向院领导汇报,派北京协和医院ICU主任芮曦及中日友好医院ICU主任陈德生对患者进行全面检查及评估后建议立即行气管插管,告知家属征得同意签字后行气管插管,并接呼吸机辅助呼吸。西医给予抑酸、脱水、降压、抗感染、对症支持治疗。

（二）二诊（2013年7月24日）

【主症】患者生命体征平稳。体温37.4℃,心率99次/min,呼吸19次/min,血压128/69mmHg。血氧饱和度:98%,家属代诉患者呼唤后能睁眼,无咳嗽、咳痰,恶心、呕吐。患者呈嗜睡状态,精神差,强刺激后有反应,被动体位,面色苍白,双侧瞳孔等大等圆约2.5mm,对光反射灵敏。双肺呼吸音低,可闻及少量湿性啰音,心律不齐,未闻及病理性杂音。舌质淡,少苔少津,脉涩按之无力。

【辨证】阴亏血少,阳气虚弱,兼痰阻窍道。

【治则】益气养血,通阳复脉,兼化痰开窍。

【处方】葛根汤合炙甘草汤加减。

| 葛　根30g | 桂　枝10g | 茯　苓30g | 制半夏10g |
| 当　归20g | 川　芎10g | 麦　冬10g | 炙甘草20g |

远　志10g　蔻　仁10g　红　参20g　炒白术20g

石菖蒲10g　玳瑁10g（先煎）

2剂，水煎内服，每次150ml，一日3次。

服用上方后，患者心率85次/min，律齐，神志欠清，呼唤后有反应，复查血常规示：白细胞13.60×10⁹/L，中性粒细胞百分比90.0%，淋巴细胞百分比6.30%，单核细胞百分比0.49%，中性粒细胞计数12.24×10⁹/L。凝血类检查示：D-二聚体8.72μg/ml，纤维蛋白降解产物133.10μg/ml。

（三）三诊（2013年7月25日）

专家组详细检查后指出患者各项生命体征平稳。甘肃省急救中心已备好车辆，于12:30转兰大一院医院继续治疗。入院后患者意识欠清，烦躁，刺痛躲避，体温36.5℃，心率103次/min，呼吸18次/min，血压160/88mmHg，双侧瞳孔等大等圆，直径约3mm，对光反射灵敏，双肺呼吸音粗，双肺下叶可闻及少量湿性啰音，患者大便未解，矢气少，腹部膨隆，未见肠型及蠕动波，胸痛明显，舌质淡暗，苔厚，脉象弦细涩。

【辨证】气虚血瘀，痰浊阻滞。

【治则】益气活血，化痰通腑。

【处方】温胆汤合调胃承气汤加减。

葛　根30g　黄　芪30g　茯　苓30g　制半夏10g

当　归20g　川　芎10g　远　志10g　炒白术20g

厚　朴10g　大　黄6g　枳　壳10g　炙甘草20g

蔻　仁10g　橘　络20g　红　参20g　石菖蒲10g

玳瑁10g（先煎）

2剂，水煎内服，每次150ml，每日2次。

患者服用后大便通，量多，质硬，腹胀明显减轻，矢气频转，精神渐佳，胸痛较前明显减轻。兰大一院ICU刘健副主任医师查房：患者服用中药后腹胀明显改善，总入量1418ml，总出量1050ml，尿量1000ml，大便50ml，气管插管呼吸机辅助呼吸。体温37.2℃，心率98次/min，呼吸20次/min，血压117/64mmHg，继续给予抗感染、化痰、营养支持等综合治疗。

（四）四诊（2013年07月26日）

患者经中西医综合治疗后呼吸功能有所改善，今日上午经SBT 30min通过后拔出气管插管，给予面罩吸氧，氧流量4L/min，氧饱和度100%，同时鼓励患者咳嗽、咳痰并做好患者胸部物理治疗。

（五）五诊（2013年07月28日）

患者面罩吸氧，流量2L/min，氧饱和度99%，总入量2180ml，总出量2330ml，尿量2030ml，大便300ml。查体体温36.9℃，心率90次/min，呼吸20次/min，血压106/63mmHg，双肺呼吸音粗，可闻及散在干性啰音，心音有力，心律齐，未闻及病理性杂音。复查动脉血气：pH：7.51，$PaCO_2$：34mmHg，PaO_2：43mmHg，血常规示：白细胞8.3×10^9/L，中性粒细胞百分比85.10%，淋巴细胞百分比9.4%，中性粒细胞计数7.06×10^9/L。现患者病情较前明显好转，继续给予补液、能量等对症综合治疗，加强护理，预防并发症。

（六）六诊（2013年7月30日）

患者神志清，精神可，双肺呼吸音清，未闻及干湿性啰音，睡眠好，二便调，经华西医院专家会诊，给予抗感染、化痰、抑酸、中药辅助等综合治疗后患者病情平稳，目前诊断为骨盆骨折、右尺桡骨远端骨折，颅脑闭合性损伤。现以护理为主，防止坠积性肺炎，尿路感染、深静脉血栓等长期卧床引发的并发症。同时加强营养，可转往下级医院继续治疗。（见彩图21）

（七）分析

本病属中医学"损伤内证"和"损伤昏厥"范畴。其基本病机为脑部受到外力打击后，脑络损伤，血溢于脉外，"离经之血便是瘀"，故活血化瘀法贯穿于本案的治疗始终。现代研究表明活血化瘀药能改善脑组织血液循环，加速纤维蛋白溶解，促进血肿吸收，从而降低颅内压，有利于神经功能的恢复。但本病病机不止"血瘀"一证，根据患者体质的不同和病情的演变，其病机将发生一系列重要而复杂的变化。该患者的中医治疗正是基于这种认识，知常达变，圆机活法，精细辨证的体现。

一诊时见患者神昏，高热，面色不华，呼吸衰微，脉弦细而数，结合患者年老体虚的体质特征。提示病机呈现本虚标实特点，本虚以气虚为主，标实则为瘀、热、痰互结。故主要从补气活血立法，辅以清热解毒，化痰醒脑。唐容川《血证论》谓："运血者，即是气。"王清任亦曰："元气大虚，必不能达于血管，血管无气，必停血留瘀。"因此，大补元气为当务之急，方中重用黄芪、人参大补元气使气旺以行血，配伍水蛭、当归、赤芍增强活血通络之力。患者神昏，高热，且既往有COPD病史，故热毒炽盛已现，热邪灼伤津液，炼液成痰，使痰热互结，阻滞肺气，上蒙清窍，故组方在补气活血的基础上，辅以清热化痰，醒脑开窍之法。鱼腥草、葶苈子清热泻肺；炒苏子、茯苓、玳瑁、远志化痰开窍醒脑；重用葛根既可解肌退热，又能扩张血管，降低外周阻力，增强活血通络之力。

二诊时患者体温已降，热势渐退，但患者出现心律不齐的表现，此属中医"脉结代"范畴。面色苍白，舌质淡，少苔少津，脉涩按无力，提示热病已至后期，邪热久羁，阴血亏虚，血脉不充，且阴损及阳，阳气不振。阴血亏虚，血脉无以充盈，阳气不振则无以鼓动血脉，使脉气不相续接，故见心律不齐（脉结代）。因此，二诊主要从滋阴养血，益气通阳，复脉定悸立法，兼化痰开窍醒脑。方用葛根汤合炙甘草汤加减。方中麦冬、当归滋阴养血，以充盈脉道；红参、炒白术、炙甘草、桂枝、葛根、川芎益气通阳，以宣通脉道；茯苓、制半夏、蔻仁、玳瑁、石菖蒲、远志祛湿化痰，醒脑开窍。全方润燥结合，滋而不腻，温而不燥，使气血充足，阴阳调和，则心律自平。

三诊时患者胸痛明显，大便未解，腹部膨隆，腹气不通，舌质淡暗，苔厚，脉弦细涩。此证为在血瘀基础上，痰浊水湿阻滞胸腹，上扰清窍所致。故拟益气活血，祛湿化痰通腑之法。方用温胆汤合调胃承气汤加减。方中黄芪、葛根、当归、川芎益气活血，化瘀通络；大黄、厚朴、枳壳、甘草取调胃承气汤之意，以泻下通腑，腑气一通，浊气得降，清气能升，气血运行自可条达。现代研究表明：泻下通腑能排出积于肠内的代谢产物，降低颅内压，减轻脑水肿，达到利窍醒神的作用；制半夏、茯苓、枳壳、橘络、蔻仁则取温胆汤之意，以理气祛痰化浊,配伍玑珺、石菖蒲、远志共凑祛湿化痰,醒脑开窍之效。

　　本案治疗的难点在于患者年龄大,体质虚、且有多种既往病症。采用中医辨证施治的方法配合西医抢救,充分发挥了中医的特色与优势,中医辨证思维鲜明,丝丝入扣,用方精炼,取得了满意的疗效,值得中医救治危重病症参考借鉴。

第五节　自然灾害后疾病

一、概述

　　自然灾害后疾病是指地震、泥石流等发生后引发的一些传染性或感染性疾病。自然灾害后人群对病菌的抵抗力下降,另外由于大量房屋倒塌,下水道堵塞,造成垃圾遍地,污水流溢;再加上畜禽尸体腐烂变臭,使得尸体以及伤口成为病菌生长繁殖的理想场所,使得菌源产生,极易引发一些传染病并迅速蔓延。历史上就有"大灾后可能有大疫"的说法。因此,充分了解灾后可能引发的疾病,防疫工作中需要注意哪些问题, 如何利用有限的资源防病治病等非常重要。

二、自然灾害后疾病救治回顾 （见彩图22~29）

（一）2008年8月8日甘肃舟曲特大泥石流灾害

　　受甘肃省卫生与计划生育委员会刘维忠主任之邀,在充分了解灾区的季节、地域、人群等特点的基础上,为灾区防治自然灾害后疾病开出了4个处方,分别针对:灾后腹泻、上呼吸道感染、下肢皮肤溃烂内服、外用方。从8月12日开始至9月24日, 累计服药人数达485 510人次,创造了灾后集体服用中药人数最多、煎药规模最大、疗效最佳、费用最廉及社会反响最强烈的"五最"记录,充分体现了中医药在预防和控制疫情中的重要性和独特性。

灾害发生恰逢盛夏酷暑当令,暑湿、湿温之邪盛行,灾区水源污染,垃圾成堆,蚊蝇滋生,尸体腐化,人员密集,民不聊生,众人生命遭到巨大威胁,人心惶惶,且灾后3d突发阵雨,气温骤降,上述诸因致使灾区群众脏腑功能严重失调,阴阳失衡,正气不足(现代医学称免疫力下降),御邪能力明显减弱,易发生多种疾病。从疫情监测和疾病监测日报分析:8月8日灾难发生之初,由于环境、水源严重破坏,灾民集中安置,天气高温闷热,雨水频繁等因素,灾区群众感冒、腹泻、皮肤瘙痒溃烂人数骤增。

从8月14日统计结果看发病人数达326人,中药投放量从13日的450人份迅速增加,至9月3日达每日21 000余份,应用中药后每日发病人数稳步下降,8月20日低于100人,9月9日发病人数仅20余人,附表说明。

甘肃舟曲灾区腹泻、感冒发病人数及中药发放统计表

日期	腹泻人数	感冒人数	发放中药(份)
2008.8.10	9	29	0
2008.8.11	26	23	0
2008.8.12	45	77	0
2008.8.13	110	123	450
2008.8.14	176	150	530
2008.8.15	123	123	4500
2008.8.16	118	107	8980
2008.8.17	114	97	6000
2008.8.18	102	99	2980
2008.8.19	49	80	2710
2008.8.20	40	51	1200
2008.8.21	26	45	2500
2008.8.22	20	45	3500
2008.8.23	19	43	2700
2008.8.24	30	58	5500
2008.8.25	21	62	3480

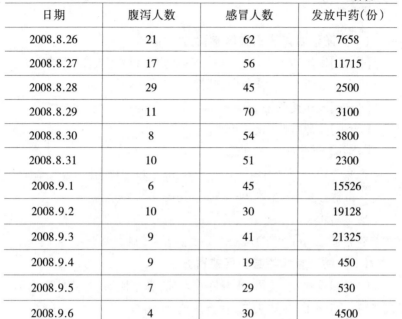

日期	腹泻人数	感冒人数	发放中药（份）
2008.8.26	21	62	7658
2008.8.27	17	56	11715
2008.8.28	29	45	2500
2008.8.29	11	70	3100
2008.8.30	8	54	3800
2008.8.31	10	51	2300
2008.9.1	6	45	15526
2008.9.2	10	30	19128
2008.9.3	9	41	21325
2008.9.4	9	19	450
2008.9.5	7	29	530
2008.9.6	4	30	4500
2008.9.7	14	18	3290
2008.9.8	2	40	6000
2008.9.9	4	17	3230
2008.9.10	4	15	2980
2008.9.10	6	22	2710

注：灾区指的是城关乡和江盘乡，腹泻病人和感冒病人发病数来自城区六个医疗点的日统计数

（二）2013年7月22日甘肃岷县、漳县交界区里氏6.6级地震

在"文革"期间，六二六巡回医疗吾在岷县石川待过一段时间，比较熟悉这里的地理和气候环境。岷县属高寒地区，阴寒潮湿之气重，夏季虽暑气盛但暑邪易合湿邪伤人，加之受到地震的惊吓，脏腑功能势必紊乱，抗病能力急剧下降，此时很容易引起呼吸道、消化道的疾病，因此我给灾区贡献防治感冒、防治腹泻的处方，据甘肃省卫生厅统计，累计服用人数超过4万人次。

三、处方

（一）防治甘肃舟曲灾区感冒方

【主症】发热37.5℃以上，咳嗽，咽喉疼痛，鼻塞流涕，头痛，浑身关节酸痛等。舌尖红，苔薄白，脉浮。

【辨证】风热袭肺证。

【治法】清热宣肺，化痰止咳。

【处方】麻杏石甘汤加减。

炙麻黄10g　杏　仁10g　黄　芩10g　桔　梗6g
炙白前10g　炙百部10g　荆　芥10g　生石膏30g
生　草10g

水煎服，250ml/次，2次/d。如发热甚、咽喉肿痛加牛蒡子30g。

（二）防治甘肃岷县灾区感冒方

【主症】发热重、恶风，头身困重疼痛，鼻塞流涕，关节处酸困不适，咳嗽，口略干，舌边尖红，舌苔薄黄，脉濡数。

【辨证】暑热犯表证。

【治法】清暑解肌发表。

【处方】柴葛解肌汤加减。

荆　芥10g　防　风10g　羌　活10g　葛　根30g　柴　胡10g
黄　芩10g　生　姜6g　滑石粉30g　独　活10g　生甘草20g
水煎服，250ml/次，2次/d。

（三）防治灾后肠道传染病方

【主症】腹泻，可伴腹痛，腹胀，肠鸣，恶心，呕吐，食欲不振，四肢乏力等症状。舌淡，苔白腻，脉缓。

【辨证】脾虚湿盛证。

【治法】健脾渗湿止泻。

【处方】参苓白术散加减。

党　参20g　炒苍术10g　炒薏米30g　砂　仁10g
藿　香6g　茯　苓30g　升　麻6g　防　风10g
陈　皮10g　炒山药30g　香　附10g　炙甘草10g

水煎服,250ml/次,2次/d。

（四）防治灾后下肢皮肤溃烂方

【主症】下肢皮肤溃烂、瘙痒等皮肤病。

【辨证】湿热浸渍证。

【治法】清热利湿。

【处方】四妙散加减。

生　地30g　元　参20g　银　花30g　连　翘20g

黄　柏10g　炒苍术10g　川牛膝6g　升　麻10g

当　归20g　赤　芍30g　生黄芪30g　甘　草10g

水煎服,250ml/次,2次/d。

附:外用方(二妙散加减)

黄柏60g　苍术30g

水煎洗外用,后用细滑石粉扑于患处。

第六节　急性肺挫伤

一、概述

急性肺挫伤(acute lung injury,ALI)是由各种原因导致的肺组织结构发生特征性病理改变而出现的临床综合征,是全身炎症反应综合征(SIRS)、急性呼吸窘迫综合征(ARDS)的高危因素,临床表现为急性进行性、发作性的呼吸困难。2010年甘肃舟曲泥石流和2012年甘肃岷县水灾期间,受甘肃省卫生与计划生育委员会刘维忠主任之邀, 刘东汉教授运用中医疗法参与救治多例外伤致急性肺挫伤患者,中西医结合,疗效显著。

二、典型案例

沈某某,男,48岁,定西市岷县铺马人。外伤致呼吸困难,上肢无力,右小腿疼痛伴活动受限3d。患者于3d前参加救灾工作过程中受到外伤后致意识不清伴右小腿流血不止,送往当地卫生院就诊,简单包扎后急诊转入岷县中医院,入院时患者意识不清,呼之不应,无烦躁,无恶心呕吐,无呼吸困难及二便失禁,无四肢抽搐,无口吐白沫,右小腿中段皮肤破损伴出血,活动受限,查体心率120次/min,血压80/50mmHg,头颅CT提示:蛛网膜下腔出血,C_7骨折;下肢X线提示:右胫腓骨骨折。以"失血性休克、蛛网膜下腔出血、颈椎骨折、右侧胫腓骨开放性骨折、肋骨骨折"收住入院,入院后,患者意识逐渐清醒,但出现呼吸窘迫,双上肢无力等症状,胸片及胸部CT示:右侧肺挫伤,双侧胸腔积液;于2012年5月17日紧急行右侧胸腔闭式引流术,因病情危重,为求进一步抢救治疗,由甘肃中医学院附属医院救灾医疗队于2012年5月19日0:30送至ICU,急诊以"蛛网膜下腔出血,C_7椎弓骨折,右侧胫腓骨开放性骨折,肋骨骨折,肺挫伤"收住,入院症见:患者营养状况差,抬入病房,神清,精神差,呼吸困难,颈部制动,双上肢无力,无法抬起,右下肢皮肤破损已缝合并制动,未进食,留置导尿,留置胸腔闭式引流管,大便未行。

转入甘中附院,转入后完善了相关检查,提示Ⅰ型呼衰,氧饱和度难以维持在90%以上,咳出痰液黄色黏稠,量较多。应考虑湿肺及肺部感染。同时不能排除肺挫裂伤引起的急性肺损伤。患者呼吸急促,高热,意识不清,咳痰乏力,胸部CT观察考虑急性肺损伤。查:左上肢肌力3级,右上肢肌力2级,右下肢肌力为0,右下肢夹板外固定,右足皮肤感觉、运动障碍,肿胀明显。左下肢活动感觉正常。双上肢左下肢生理反射存在,病理反射未引出。右下肢外固定,无法检查。复查动脉血气(FIO_2):3.5 L/min:pH 7.415,PCO_2 35.2mmHg,PO_2 42mmHg,HCO_3 22.6mmol/L,SO_2 79%。血常规示:白细胞7.78 × 10⁹/L,中性粒细胞百分比91.90%。(见彩图30)

(一)初诊

【主症】患者高热、痛苦面容,反应迟钝,呻吟,胸部疼痛,呼吸困难,气短,痰多,有时咯血性痰液,胸腔引流瓶中见血性胸水,量约50ml,胸部多处瘀血斑,大便未行,尿袋尿液清亮,量适中,5.5h总入量:530ml,总出量:600ml,舌质干红,少津,脉弦数。

【辨证】肺热络瘀。

【治则】清热化痰,活血通络。

【处方】自拟清肺通瘀汤。

茯 苓30g	当 归20g	葶苈子30g	炒苏子20g
赤 芍30g	桃 仁10g	鱼腥草30g	生石膏30g
黄 芩10g	远 志10g	地骨皮30g	炙桑皮30g
升 麻10g	橘 络20g	西洋参30g	生甘草 10g
桔 梗10g			

3剂,水煎服,每日1剂,每次250ml,2次/d。

服用首剂后,患者浑身微汗出,体温渐降,至5月20日凌晨体温降至37.5℃,患者神志清楚,反应灵敏,呼吸困难也明显改善,心率112次/min,呼吸27次/min,血压138/92mmHg,SPO₂ 90%,24h总入量:2915ml,总出量:2280ml,其中闭式引流液:170ml。血常规示:白细胞计数4.69×10⁹/L、中性粒细胞百分比76.40%,通过中药治疗后,患者肺部感染控制,呼吸困难改善,自述胸痛减轻,未行拟定的气管切开或气管插管,中药治疗效果明显。

（二）二诊

患者神志清楚,表情自然,自述胸痛减轻,呼吸正常,体温正常,大便较干,日一行,舌质淡红,苔白,脉沉细。原方去生石膏、地骨皮、炙桑白皮,加制半夏10g、陈皮10g、蔻仁10g以健脾燥湿化痰,4剂,巩固疗效。（见彩图31）

（三）分析

急性肺挫伤属中医"暴喘"、"喘脱"等范畴。主症多为肺热证。刘东汉教授认为此证常为严重外伤后,外邪入里,血脉瘀阻,邪郁化热,使热毒壅滞于肺,阻遏三焦气机,灼伤气阴,炼液成痰,煎熬血脉,致血脉瘀阻而成。"痰、热、瘀"是其关键病理因素。本案辨证要点在于:高热神昏,呼吸困难,痰中带血为痰热壅肺之证;尿少乃三焦气津通道阻滞;肺气不降,则大肠传导失司,故见大便不行;气阴灼伤则舌质干红,少津,脉弦数。方中葶苈子、苏子、茯苓、桔梗、桑白皮、远志与鱼腥草、生石膏、黄芩配伍清热化痰为方中主要结构；当归、赤芍、桃仁、橘络活血通络，以减轻血管闭塞，促进组织修复；西洋参、地骨皮、甘草益气养阴，扶正固脱。诸药合用，共凑清热化痰，活血通络，益气固脱之功。

第七节　术后伤口感染

一、概述

术后伤口感染是外科手术后最常见的并发症。不同类型的切口，其感染率有明显的差异，一般认为Ⅰ、Ⅱ和Ⅲ类切口的感染率分别为2.2%、14.74%和40%，总感染率77%，其死亡率近15%左右。伤口感染的发生，是由于人体对抗细菌感染的能力下降和污染细菌的数量及毒力增强。中医扶正祛邪疗法有较好的临床疗效。

二、典型案例

马某某，男，28岁，甘谷民工。患者于1960年在引洮工程劳动时患有胆道蛔虫症而在临洮工程局医院行手术治疗。手术后因伤口感染、化脓加之当时营养极度不良，伤口难以愈合，并多次进行扩创治疗，以期愈合，而实际是越扩伤口越大。因工程局医院无法治疗转入我院外科进行治疗，但在多次换药后伤口仍旧不长，有一次院领导查房时发现了此患者的病情，了解治疗过程后，建议用中药治疗，当时外科请吾会诊。

（一）初诊

【主症】患者面色苍白，四肢浮肿，少气懒言，语声低微，因伤口面积大无法用消毒敷料外包，伤口约有小碗口大小，能看见肝脏及结肠，血水横流，血色素4g/L。脉象六脉均沉弱无力，舌质淡白，一派气血双虚之象。余思之良久，此患者非用大补气血之品是无法恢复健康的。

【辨证】气血两虚。

【治则】益气补血,托里生肌。

【处方】自拟托里生肌固表汤。

生黄芪30g　红　参10g　茯　苓20g　白　术20g

炒白芍20g　熟　地10g　当　归20g　升　麻10g

炙甘草10g　白　芷6g　官　桂6g　桔　梗6g

4剂,水煎服,每日2次。

(二) 二诊

患者4剂尽服后病情稳定,伤口流血水已少,精神稍微有所好转,舌质淡白,六脉均沉弱无力。再拟前方加桂圆肉20g、大枣10枚治之。6剂,水煎服,每日2次。

(三) 三诊

前方6剂已服完,患者精神大有好转,语声有力,伤口血水已少,有新肉芽生出。面色略有红润,苔薄白,脉象沉细无力。再拟二诊方加柴胡3g治疗,6剂,水煎服,每日2次。

(四) 四诊

前方6剂尽服,患者精神尚佳,面色红润,能起床坐立,二便均可,伤口周围有大量新生肉芽且生长较快,伤口分泌物很少,面积已有缩小,血色素8g/L,在当时生活极度困难下使伤口尽快愈合有一定难度,也需时间,只有慢慢恢复气血之本才能促进伤口之愈合。舌质红润,脉象沉细无力。再拟前方服用14剂。

(五) 五诊

前方14剂已尽服,视其面部已有红润,精神尚佳,已能下床活动行走,伤口已大有缩小,可用敷料包裹,很少有分泌物,新肉芽组织薄的已结痂,但还未完全愈合,血色素已恢复至10g/L,舌质正常,脉象沉细,看来使之愈合大有希望。再拟原方14剂。

(六) 六诊

患者14剂已尽服,视其伤口已基本愈合,外表已结薄痂干燥,外用纱布保护。纳食均好,血色素11g/L,脉象沉细。

本患者因胆囊手术感染，伤口未愈合而多次扩创手术，最后导致创面大无法愈合，每扩创一次就扩大一次，最后无法补救，而将肝肠外露，血水横流，高度贫血，加之生活极度困难，像这样创面之大的病例医院也极为少见，而吾所见内脏暴露者这是第二例。因此应用祖国医学之大法，宜用大补气血、收敛之品，使用后而使之愈合也属不易。就应用本方看来祖国医学之法，中药之妙，是言难畅尽。如方中黄芪为君，能托里固表，排脓生肌，能托毒外出，利水消肿，用于痈疽久溃不敛。炙之则能补中益气，用于内伤劳倦，脾虚泄泻，气虚血脱，脱肛崩漏带下，及一切气衰血虚之证。《本经》云"主痈疽久不收，排脓止痛，大风癞疾，五痔小儿百病"。《本草备要》云"生用固表，无汗能发，有汗能止，温分肉实腠理，泻阴火解肌热，炙则能补中益气温三焦，壮脾胃生血生肌，排脓内托，疮痈圣药，痘证不起阳虚无热者宜之"。东垣认为"黄芪既能补三焦实卫气，与桂枝同功，比桂枝且平，不辛热为异耳，但桂枝能通血脉，能破血而实卫气，黄芪则益气，又黄芪与人参、甘草三味为除燥热，肌热之圣药，脾胃虚肺气先绝，必用黄芪温分肉，益皮毛，实腠理，不令汗出以益元气补三焦"。人参：入肺脾胃，能大补元气，固脱生津，治劳气损，自汗暴脱，惊悸，健忘，头晕，阳痿早泄，妇女崩漏带下，一切津液不足之症。东垣曰"人参能补肺中之气，肺气旺则四脏之气皆旺，肺主诸气固卫也"。仲景曰"以人参为补血者，盖血不自生，须得生阳气之药乃得生，阳生则阴长，血乃旺矣"。《本草新编》曰"人参宜同诸药共用，始易成功，如提气也，必加升麻、柴胡；如和中也，必加陈皮、甘草；如健脾也，必加茯苓、白术；如定怔忡也，必加远志、枣仁；如咳嗽也，必加薄荷、苏叶；如消痰也，必加半夏、白芥子；如降胃火也，必加石膏、知母；如温阴寒，必加附子、干姜；如败毒也，必加芩连、栀子；如下食也，必加大黄、枳实。用之补则补，用之攻则攻，视为配合得宜，轻重得法而已。也可随症任意加减则功效可见奇迹"。而吾在本篇多论参芪者，体会较多，前面马某的外科疮面就充分说明了参芪之大功也。

第二章　矽肺论治

一、概述

矽肺是由于长期吸入游离二氧化硅粉尘所致的以肺部弥漫性纤维化为主的全身性疾病。粉尘中游离二氧化硅含量的多少、生产环境中粉尘浓度的高低以及生产者暴露时间的长短是矽肺病发生、发展及转归的主要影响因素。其基本病变是矽结节、弥漫性肺间质纤维化和矽肺团块的形成,矽结节是诊断矽肺的病理形态学依据。

二、典型验案

(一)案一

刘某某,男性,36岁。

1.初诊(2011年12月8日)

【主症】间断胸闷、胸痛4年。职业病史6年。平素胸闷、胸痛、活动后气短,疼痛为阵发性刺痛。曾在武威市疾控中心就诊,诊断为"矽肺二期",当时予以化痰、抗感染等治疗后症状缓解不明显。2011年1月在北戴河医院经全麻下行双肺大容量灌洗,术后症状略有缓解,容易感冒。精神欠佳,纳差,睡眠不安,偶伴有胸痛为针刺样疼痛,二便调,舌质红,苔白腻,脉弦细,寸脉略沉。

查体:SPO$_2$ 89%,生命体征平稳,咽无充血,口唇、甲床未见明显发绀。胸廓对称,双侧呼吸动度对称,双侧语颤无增减,叩诊双肺呈清音,听诊左肺呼吸音低,双肺未闻及干湿性啰音。胸部CT示:①肺间质纤维化,双肺弥漫分布密集粟粒样小阴影,符合尘肺改变;②双侧胸膜增厚。(见彩图32)

【辨证】气虚痰瘀阻肺。

【治则】健脾益气,化痰活血。

【处方】自拟益气荡尘汤1号。

生黄芪30g　红　参20g　炒白术30g　茯　苓30g

制半夏10g　橘　红10g　五味子10g　桔　梗6g

肉　桂6g　防　风10g　赤　芍30g　桂　枝10g

升　麻10g　当　归20g　炙甘草20g　焦山楂30g

焦麦芽30g

7剂,水煎内服,每日2次。

服用上方3剂后患者气短、胸闷有所减轻,纳食如前,7剂服后症状基本消失,食欲增加,肺部呼吸音明显增强,SPO₂ 97%,间断服用上方3个月后复查三大常规、生化全项、心电图、肺功能等无异常变化。

2.二诊(2012年4月19日)

【主症】患者第二次住院治疗,诉因受凉感冒后出现右侧胸痛,咳嗽时加重,伴活动后气短,精神、食欲欠佳,二便正常。偶有胸痛,有挤压感,胸痛为针刺样疼痛,浑身不适,疲乏,口干,咽部发痒,嗜睡,精神欠佳,纳差,舌质红,舌苔白腻,脉弦细,寸脉略浮,右手脉弱。

查体:生命体征平稳,咽部无充血,口唇、甲下未见明显发绀。胸廓对称,双侧呼吸动度对称,双侧语颤无增减,叩诊双肺呈清音,听诊左肺呼吸音略低,双肺未闻及干湿性啰音。心电图正常。胸片及胸部CT检查与2011年7月12日初诊时片子比较无明显进展。肺功能检查:通气功能正常(FVC84.4,FEV₁85.1,FEV₁/FVC83.5),弥散功能正常(DLCO83.7),残总比(RV/TCL22.2)明显下降,支气管舒张实验阴性,气道阻力增高。

【辨证】肺脾两虚,血瘀证。

【治则】健脾益气,活血化瘀。

【处方】自拟益气荡尘汤1号加减。

橘　络20g　石菖蒲10g　柏子仁30g　水　蛭10g

制半夏10g	远　志10g	炙甘草30g	焦山楂30g
五味子10g	柴　胡10g	升　麻10g	炒白术30g
茯　苓30g	桔　梗6g	当　归20g	赤　芍30g
党　参40g	葛　根30g	刺五加30g	生黄芪60g
桂　枝10g			

7剂，水煎内服，每日2次。

服用7剂后，患者咽部发痒，胸痛症状较前减轻，纳食有增，一诊处方加麦冬10g,炒桃仁10g,7剂，每日1剂，水煎内服。服用后患者症状明显减轻，咳嗽缓解，疲乏、嗜睡减轻，胸痛症状基本消失，精神较前好转，食欲增加，住院3周后出院。出院时带药回家继续服用3个月。

3.三诊（2013年5月23日）

【主症】患者本次因受凉感冒后胸痛，精神、食欲欠佳，但感冒次数明显减少，偶有头晕、黑矇，二便正常。诊见：胸痛减轻，有挤压感，纳食可，二便调，舌质暗红，舌苔白略腻，脉弦细，寸脉略浮。

查体：SPO₂ 91%（未吸氧下），生命体征平稳，咽无充血，口唇、甲床未见明显发绀，听诊双肺呼吸音清，双肺未闻及干湿性啰音。心率78次/min，律齐。痰培养未见致病菌；心电图正常；胸片及胸部CT检查与2011年7月12日、2012年4月19日相比无明显进展；肺功能检查：通气功能正常（FVC 88.1，FEV₁ 91，FEV₁/FVC 85.3），弥散功能正常（DLCO 83.7），残总比（RV/TLC 22.2）正常。

【辨证】肺脾气虚，血瘀痰阻。

【治则】健脾益气，化痰活血。

【处方】自拟益气荡尘汤1号加减。

生黄芪30g	红　参20g	炒白术30g	茯　苓30g
制半夏10g	橘　红10g	五味子10g	桔　梗6g
防　风10g	赤　芍30g	当　归10g	肉　桂6g
赤　芍20g	桂　枝10g	桃　仁10g	红　花10g
升　麻10g	当　归20g	炙甘草20g	

10剂，水煎内服，每日2次。

平时配合肺康复训练等综合治疗，症状缓解，心率波动在46~124次/min之间，并行食道调搏示：窦房结功能正常。3周后出院。目前病情平稳。

（二）案二

赵某某，男性，41岁。

1.初诊（2011年12月8日）

【主症】胸闷、胸痛3年余，咳嗽、咳痰一年，加重10d。职业史8年：既往胸闷、胸痛，于入院前3年劳累后出现胸痛，胸痛为阵发性刺痛，休息后缓解，胸闷、气短进行性加重。近一年咳嗽、咳痰。2009年在武威市疾控中心就诊，诊断矽肺三期，未给予特殊治疗。此次于入院前10d无明显诱因上述症状加重，咳嗽、咳白色黏痰，以晨起为著，胸闷、气短明显，平路行走100m后或上一楼即感气短明显。诊见：唇紫，胸闷、肿痛，后背胀痛，气短，咳嗽痰多，精神欠佳，食纳差，二便调，舌质红，苔白腻，脉弦细，寸略浮。

查体：SPO_2 91%（未吸氧下）生命体征平稳，口唇、甲床发绀，咽无充血，胸廓对称，双侧呼吸动度对称，双侧语颤无增减，叩诊双肺呈清音，听诊双肺呼吸音低，双肺下可闻及湿性啰音。心率64次/min，律齐。入院后查三大常规，血沉未见明显异常。血糖、肝肾功未见异常。痰抗酸染色阴性，痰培养未见致病菌。腹部B超示：①肝右叶低回声光团，多考虑肝血管瘤；②肿囊较大；③脾大；④前列腺、胰、双肾未见异常。心电图示：正常心电图。胸片示：双肺多发小结节影，双肺改变符合尘肺改变。胸部CT：①肺间质纤维化，双肺弥漫大小阴影，符合尘肺改变；②双侧胸膜增厚，心影较大。肺功能检查：限制性通气功能障碍（FVC56，FEV_1 64.6，FEV_1/FVC96.6），弥漫功能（DL-CO153.1），残总比（RV/TLC80.3）明显增加，支气管舒张实验阴性，气道阻力增高。（见彩图33）

【辨证】气虚痰瘀阻肺。

【治则】益气化痰，活血化瘀。

【处方】自拟益气荡尘汤2号加减。

生黄芪30g　炒白术30g　五味子10g　当　归20g

赤　芍30g	桃　仁10g	水　蛭10g	葶　苈10g
全瓜蒌30g	桔　梗10g	炙紫菀20g	炙远志10g
炙甘草20g	升　麻10g	炒苏子20g	炒莱菔子20g
橘　络20g	石菖蒲20g		

7剂，水煎内服，每日2次。

服药后患者胸闷、胸痛症状较前减轻，精神较前好转。二诊时调方如下：生黄芪30g,炒白术30g,五味子10g,当归20g,赤芍30g,桃仁10g,水蛭10g,葶苈子10g,全瓜蒌30g,桔梗10g,炙紫菀20g,炙远志10g,炙甘草20g,升麻10g,炒苏子20g,橘络20g,制半夏10g。每日1剂,水煎内服,继服7剂后,症状明显缓解,咳嗽、咳痰减轻,胸闷、气短明显减轻,胸痛症状基本消失,精神较前好转,食欲增加,双肺下野湿啰音减少。住院20d出院。出院后坚持服用上方汤剂1个月后将上方药物共研为细末服用3个月,每次服用1小勺(约10g),每日3次,病情平稳。

2. 第二次来兰州市第三人民医院复查（2012年4月17日）

【主症】胸闷、气短同前，无明显胸痛，咳嗽、咳痰少，症状无加重，精神、饮食尚可，大小便正常。舌质红，舌苔白腻，脉弦细，寸脉略浮。

查体：生命体征平稳，口唇、甲床轻度发绀，咽无充血，听诊双肺呼吸音低，双肺下可闻及少量湿性啰音。心率78次/min，律齐。胸片及胸部CT检查与2011年2月26日时胸片比较无明显进展。肺功能检查：限制性通气功能障碍（FVC 68.2,FEV_1 69.4,FEV_1/FVC 85.3),弥散功能（DLCO 164.5),残总比（RV/TLC 70.6)。

【辨证】气虚血瘀，痰阻肺络。

【治则】益气化痰，活血化瘀。

【处方】自拟益气荡尘汤2号加减。

生黄芪30g	桃　仁30g	当　归20g	赤　芍30g	茯　苓30g
制半夏10g	砂　仁10g	红　参20g	炒白术60g	葶苈子20g
橘　络20g	水　蛭20g	升　麻10g	炙远志10g	炙甘草10g

7剂，水煎内服，每日2次。

中药治疗同时配合心理治疗、西药对症、肺康复训练等综合治疗,住院19d出院。出院后坚持用2号汤剂,病情平稳。

三、分析

矽肺病属于中医肺胀范畴,肺胀总属本虚标实之证,一般初期多为肺气虚,表现为咳喘、气短,易感受外邪;或肺气阴两虚,见咳喘、短气,痰少难咯,舌质红,口咽干燥。久之渐成肺脾气虚,症见喘咳、胸脘胀满,痰多纳呆等;或见肺肾两虚,呼吸短浅难续,声低气怯,张口抬肩,动则尤剧等,最后致心肾阳虚,喘脱危候。所以临证时辨清正虚邪实,标本主次,才能准确施治。

针对本病刘东汉教授采用"急则治其标,缓则治其本"的原则,治疗大法以"扶正祛邪,补肺健脾,活血化瘀"为主。刘教授将矽肺患者病情形象比喻为:"静置于杯中的黄河水,泥沙沉积在杯底。"而治疗关键是考虑如何将泥沙倾倒出来。刘教授认为只有将黄河水搅动,才能使泥沙漂浮,最后可以将泥沙倾倒出来。所以动力很重要,动力是源于肺、脾之气,脾气健、肺气足则有力排浊外出。所以自拟益气荡尘汤1、2号方中均有黄芪、红参、升麻等健脾补肺;茯苓、炒白术、制半夏健脾祛湿,以杜生痰之源;桔梗、葶苈子、杏仁升降相应,调理肺气,降气化痰;当归、赤芍、水蛭、三棱、桃仁活血化瘀,痰瘀并治。

矽肺病预防重于治疗,治疗中当重视肺的康复,坚持健身,有氧运动和腹式呼吸锻炼;重视心理治疗,保持心情舒畅,增强抗病意志,加强营养,重视食疗。经上述综合治疗,患者症状可有不同程度改善,有的可提高生活质量,延缓病情进一步发展。

刘东汉危重疑难病诊疗经验

第三章　心血管系统疑难危重病

第一节　大面积脑梗死

一、概述

大面积脑梗死是指因颈总动脉、颈内动脉或大脑中动脉主干闭塞而引起大脑半球较大面积的梗死,常出现因急性颅内压增高所致的头痛、呕吐、意识障碍,重者因脑疝而死,是脑梗死中的急危重症。在近60年的行医生涯中,刘东汉教授以中医药参与救治多例大面积脑梗死患者,有效地降低了致死率、致残率,提高了康复率。

二、典型案例

患者王某某,男,58岁。因"突发头晕伴口角偏斜20h,伴双颞部胀痛,反应迟钝"于2013年3月12日下午入院。头颅MRI提示右侧额叶、颞叶、枕叶、岛叶大面积脑梗死(右侧大脑中动脉供血区)。2013年3月13日,患者出现嗜睡,神志不清,双侧瞳孔散大,左侧7mm,右侧6mm,对光反射消失,生理反射消失,上肢肌力0级,颅内高压。影像学检查示右侧大脑中动脉完全闭塞,左侧基底动脉、大脑后动脉枕叶梗死。遂行开颅去骨瓣手术给予脱水等药物,术后转入ICU抢救。(见彩图34~40)

（一）一诊 （2013年3月17日）

【主症】术后持续亚低温冬眠、镇静镇痛治疗,并经口气管插管呼吸机辅助呼吸,仍然神志不清,双侧瞳孔散大,病无起色,遂请中

医会诊。现舌质紫暗,脉弦数。(见彩图37)

【辨证】中脏腑(痰瘀阻络,蒙闭清窍)。

【治则】豁痰化瘀,醒脑开窍。

【处方】葛根汤加减。

生黄芪30g　葛　根30g　天　麻20g　玳　瑁20g

茯　苓30g　当　归20g　赤　芍30g　三七粉3g(冲服)

石菖蒲20g　远　志10g　川牛膝6g　升　麻3g

地　龙20g

2剂,猪蹄煮汤,去上沫及浮油,猪蹄汤与水合煎药物,每次250ml,胃管导入。同时配合:①安宫牛黄丸,早晚各半丸;②炒干栀子粉加蛋清外敷,促进颜面部水肿消退。

(二) 二诊 (2013年3月19日)

患者病情平稳,双肺呼吸音低,可闻及双肺散在湿性啰音,心率103次/min,阵发性房颤。头部引流可见淡红色血性液引出。脉细数。原方去川牛膝、地龙,加红参20g、红花10g、水蛭10g、车前子30g、大黄3g、炙甘草30g,增强活血利水之效。2剂,用法同上,停用安宫牛黄丸。(见彩图38)

(三) 三诊 (2013年3月21日)

患者意识欠清,自主呼吸弱。患者病情稳定,原方重用黄芪至60g,加强益气活血之力,并加白及10g护胃,预防应激性溃疡。4剂,用法同上。

(四) 四诊 (2013年3月25日)

患者神志已清,呼之能应,自主呼吸尚可。左侧瞳孔5mm,对光反射迟钝,右侧瞳孔4mm,对光反射灵敏。舌质淡红少津,脉浮数。为预防和控制肺部感染,在原方基础上加鱼腥草30g、黄芩10g以清肺热。3剂,用法同上。

(五) 五诊 (2013年3月28日)

气管切开处金属套管拔除,左上肢已可活动,可以简单交流。舌质淡红,苔白少津,脉数。在原方基础上加丝瓜络20g以通络升阳。4剂,用法同上。(处方见图3-1)

（六）六诊（2013年3月28日）

患者四肢可以抬举，生理反射正常，WBC：5.8×10^9/L，中性粒细胞：53.9%，肺部感染控制。舌质淡红，苔薄白，脉浮缓。在原方基础上去黄芩，加蜈蚣3条加强通络之效。4剂，用法同上。

（七）七诊（2013年4月23日）

患者已转入神经内科治疗，神志清，应答切题，自主呼吸可，左右瞳孔4mm，对光反射灵敏，四肢可以抬举，生理反射正常，复查头颅核磁示：右侧颞叶有少量点状出血。纳食可，夜寐安，二便调，舌质淡红，苔薄白，脉浮数。在原方基础上去红花、车前子、天麻、大黄，加重三七粉6g以化瘀止血，活血定痛。7剂，用法同上。（处方见图3-2）。7剂后左右瞳孔4mm，上肢肌力Ⅲ，下肢肌力Ⅳ级，可以坐立并自主活动，于4月25日出院。（见彩图39、40）

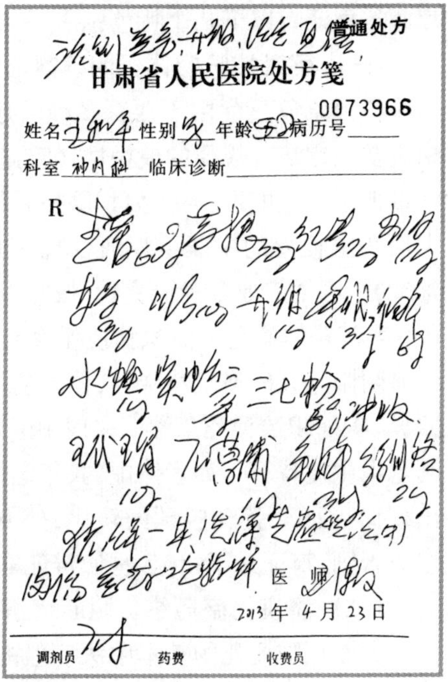

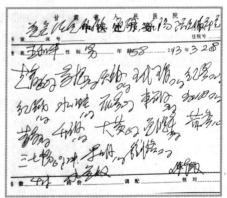

图3-1

图3-2

三、分析

大面积脑梗死急性期多属中医中风"闭证"范畴。刘东汉教授治疗此类病证有以下几个特色：

（一）察舌按脉辨体，明确辨证方向

各种急危重症由于西医多种治疗措施的综合干预及疾病本身病机及主症演变规律的模糊性，使得疾病的病机、主症复杂化，为辨证带来了一定的困难，大面积脑梗死的辨证也不例外。刘老通过对大面积脑梗死的中医主症演变规律的潜心研究，提出"虚、瘀、痰、毒"的中医主症要素。而察舌、按脉、辨体是获得这些证素的基本手段。尤其辨体质是大面积脑梗死诊治的重要环节。体质反映了机体气血阴阳盛衰的禀赋特殊性，体质的不同决定了患病后主症类型的差异。大面积脑梗死急性期多属中医中风"闭证"范畴，实证、阳证是其基本主症特征。如素体虚弱、年老体衰体质者在救治过程中容易出现向虚证、阴证、脱证的转化，处方用药应辅以益气温阳救脱之法。否则，辨证过于粗疏，易使辨证陷入误区，难以救治。

（二）豁痰化瘀通络，阻断病情发展

大面积脑梗死的基本中医病理机制是脑络阻塞，经脉不通。瘀血是其核心病理产物。瘀血的形成，使气机阻滞，津液不行，聚津成痰。痰浊形成，又会困遏阳气，阻滞气机，壅塞经络，使血脉运行不畅，停血留瘀，阻塞脑络。痰瘀相互交织，互为因果，上扰脑腑，患者会猝然昏仆、不省人事。此时，应以豁痰开闭，化瘀通络，痰瘀并治为首要治法，此法可使病情化险为夷，阻断病情发展。

上述案例中用豁痰开闭之石菖蒲、远志、天麻与益气化瘀通络之生黄芪、桃仁、红花、赤芍、川芎、水蛭、地龙等作为基本组方配伍结构。在急性期尤为重视豁痰开闭法，此类用药是方中不可或缺的结构。大面积脑梗的急性阶段，豁痰化瘀通络法，可使神志转清，言语转利，精神转好，口眼歪斜和半身不遂均会有不同程度的改善。此外，刘东汉教授认为因梗死面积大，脑脉瘀阻广泛，瘀血阻滞，易致血不归经，形成出血的病理改变。基于此，在化瘀通络法运用的同时，常用小剂量三七来化瘀止血，防止"因瘀出血"，加重病情，使病情复杂化。现代研究表明，大面积梗死后，梗死灶内的动脉自身滋养血管同时缺血，导致动脉血管壁损伤、坏死，血液会从破损的血管壁漏出,发生出血,引发脑梗死出血性转化。因此,这种用药在大面积梗死的救治方面有深刻的科学内涵。

(三)解毒醒脑开窍,防止疾病恶化

"毒"是中医病因学说中特定的概念,刘东汉教授认为"毒"是由多种病邪,相互交织,蕴酿形成的能够导致病情深重、病势多变、破坏性强的亢盛邪气。大面积脑梗死后,由于痰瘀阻塞脑络,郁而化热,热毒、痰浊、瘀血、相互交织,酿化成"毒",扰及脑腑,形成复杂的病理衍化过程。颅内高压、水肿,甚则脑疝是"毒邪"致病的重要表现。由于毒扰脑腑,清窍随之蒙闭,很快出现神志昏迷,不省人事的"中脏腑"表现。此时,易致病情迅速恶化,危及生命。目前,"毒损脑腑"已成为中风急性期的病机共识,解毒醒脑则是防止大面积脑梗死恶化加重的关键治法。

解毒之法就是通过抑制毒邪的产生、清除或给毒邪找出路。由于痰、瘀、热等病理因素相互交织,互为因果,亦可兼夹转化、共同为病,构成大面积脑梗死的复合病机,因此必须要多法合用共同治疗,但又不能背离辨证论治的原则。上述案例中用石菖蒲、远志化痰解毒;用大黄通腑解毒;用玳瑁清热解毒;为防止出现脑水肿,颅内高压,用茯苓、车前子等利水解毒。

醒脑之法就是运用通灵透达或芳香开窍的药物,使患者尽快苏醒,改善窍闭神昏症状。玳瑁清灵透达,既可清热解毒,又可醒脑开窍,是刘东汉教授救治大面积脑梗死急性期常用的醒脑药物。大面积脑梗死急性期,安宫牛黄丸或清开灵、醒脑静是目前临床常用的醒脑开窍的中成药制剂。刘东汉教授认为此类成药制剂只可早期暂用,不可大量久服。因为脑为元神之腑,诸阳之会,此类药物偏于寒凉,过用则伤及清阳,易从"闭证"转为"脱证",恶化病情,所以大面积脑梗死急性期后还要辅以升举清阳法,葛根、升麻则为常用之药。

(四)猪蹄汤水煎药,促进药效发挥

刘东汉教授救治大面积脑梗死在用药方法方面有独到之处,强调每剂药"以猪蹄2只,放入普通常压锅中,加入适量水,先用旺火煮沸,再用微火熬制约2h煮汤,撇去上层浮沫,过滤后,得猪蹄汤。然后

以去除浮油的猪蹄汤与水合煎药物,胃管导入"。研究表明,猪蹄经过长时间炖煮,猪蹄中大量可溶性物质溶解于汤中,处于容易消化的状态,其中脂肪含量下降41.04%,饱和脂肪酸下降40%～51%,不饱和脂肪酸大大增加,其营养构成最益于人体健康,可促进人体细胞的正常代谢,不仅不会引起血液黏稠度增加,还能改善微循环,使冠心病及缺血性脑病得到改善,其中富含的甘氨酸对神经元的功能活动有积极作用,同时脂肪组织中的脂肪酸与其他化学成分反应,生成多种香味物质,如醇、酯等,有利于药物有效成分的溶解和吸收利用。血脑屏障的破坏是大面积脑梗死重要的病理生理基础,在大脑脑细胞中,很大一部分是胶原细胞,形成血脑屏障保护大脑。猪蹄汤与水合煎药物,其中的胶原物质与药物有效部位对血脑屏障可能有一定的保护作用,其作用机制有待我们进一步研究。

第二节　心　衰　案

一、概述

心力衰竭也称充血性心力衰竭或心功能不全。心脏因疾病、过劳、排血功能减弱,以至排血量不能满足器官及组织代谢的需要。主要症状是呼吸困难、喘息、水肿等。由于心肌收缩力减弱,心排血量下降,以至于组织和器官灌注量不足,同时出现肺循环或(和)体循环瘀血的表现。心力衰竭不是一个独立的疾病,是指各种病因致心脏病的严重阶段。发病率高,五年存活率与恶性肿瘤相似。心力衰竭是由于初始的心肌损害和应力作用:包括收缩期或舒张期心室负荷过重,心肌细胞数量和质量的变化(阶段性如心肌梗死,弥漫性如心肌炎),引起心室和(或)心房肥大和扩大,心室重塑,继以心室舒缩功能低下,逐渐发展而成。心瓣膜疾病、冠状动脉硬化、高血压、内分泌疾患、细菌毒素、急性肺梗死、肺气肿或其他慢性肺脏疾患等均可引起心脏病而产生心力衰竭的表现。妊娠、劳累、静脉内迅速大量补液等均可加重有病心脏的负担，而诱发心力衰竭。部分心衰患者虽经内科优化治疗，但休息时仍有症状，有心源性恶病质，且须长期、反复住院，即为难治性心衰或顽固性心力衰竭。是临床上常见的危急重病，是多数器质性心脏病人几乎不可避免的结局，且发病率近年来有上升的趋势。现代医学认为顽固性心衰的原因有以下几种：一是诊断失误，认为患者有一些引起心衰的原因或并存的疾病未能发现和去除；二是治疗失误，治疗措施不够恰当和充分；三是大部分心肌坏死、硬化或纤维化，对药物治疗无反应，虽经全面检查，强化治疗措施，但疗效仍不太满意。

临床多见周身浮肿，下肢尤甚，腰腹胀满，心悸，气短，喘促，痰多而稀，少尿，舌质黯淡，苔白腻，脉滑。属中医学"心悸"、"怔忡"、"喘证"、"水肿"、"心水"等范畴。笔者参与临床救治顽固性心衰两例，以飨读者。

二、典型案例

（一）案一

李某，女，79岁。既往有风心病，慢性心衰30余年。因外感诱发心衰加重，就诊于甘肃省某三甲医院住院治疗半月余，感染控制，经持续给予抗心衰治疗，但心衰未见明显好转，仍见胸闷、气短、动则加重，不能平卧，双下肢中度凹陷性水肿。于2011年9月5日11:30突然出现心慌，胸闷加重，气短不足以息，咳嗽，咯吐白色泡沫痰，满口而出，端坐呼吸，难以平卧，全身汗出湿冷，尿少，四肢厥冷，血压下降，波动于60/40mmHg左右，给予升压药，血压改善不明显，诊断为慢性全心衰竭急性加重。

9月6日凌晨1:00急请我用中医诊治。

【主症】观其精神萎靡，心慌，胸闷加重，气短不足以息，咳嗽，咯吐白色泡沫痰，满口而出，端坐呼吸，难以平卧，全身汗出湿冷，尿少，四肢厥冷，使用升压药后血压很难维持，舌质淡，舌苔薄白，脉散。

【辨证】心阳虚损,水气凌心射肺。

【治则】补益心气,泻肺降气利水,逐饮通窍。

【处方】葶苈大枣泻肺汤加味。

葶苈子20g　杏　仁10g　炒苏子10g　黄　芪30g

红　参15g　车前子20g　制半夏10g　炒白术30g

远　志10g　石菖蒲10g　五味子10g　炙甘草30g

1剂,水煎服,每次服用20ml,每间隔10min 1次。

1剂服完后于凌晨5:00,心慌,胸闷,气短不足以息,咳嗽,咯吐白色泡沫痰,满口而出,端坐呼吸,难以平卧,全身汗出湿冷,尿少,四肢厥冷等症明显缓解,生命体征平稳,心衰纠正。此后采用中西医结合治疗半月余患者病情好转并稳定出院。

(二)案二

蒋某,男,85岁。患者冠心病、心房纤颤、高血压病史20余年,未予重视及正规治疗;近5年来出现两次脑梗死病史,并遗留言语不清,喝水打呛。2011年8月8日无明显诱因出现腹痛、腹泻,后伴有大汗淋漓,急就诊于某医院,急诊查体神志淡漠,全身湿冷,血压、体温测不到,监测心率波动于25~50次/min,血氧饱和度70%,心电图示:心率58次/min,心房纤颤,Ⅱ、Ⅲ、avF、V_1~V_3、V_3R~V_6R导联ST段抬高>0.2mV,诊断为急性心肌梗死(下壁、前壁、右室),给予阿替普酶溶栓、补充血容量、预防应激性溃疡等治疗后,患者病情渐平稳。

1.首诊(2011年9月17日5:00)

【主症】患者无明显诱因突然出现精神不振,胸闷,气短,张口抬肩,难以平卧,口吐涎沫,呼吸困难,查体:心率60次/min,第一心音强弱不等,心律绝对不齐,脉搏短拙,双下肢凹陷性水肿,给予呋塞米20mg,每日2次,小便300ml/24h,舌质淡,苔薄白,寸脉沉尺脉浮。

【辨证】心阳不振,肾水泛滥。

【治则】温振心阳,化气利水。

【处方】真武汤合葶苈大枣泻肺汤加减。

制附片10g　炒白术30g　茯　苓30g　葶苈子20g

红　参20g　黄　芪30g　桂　枝10g　肉　桂6g

泽　兰20g　五味子10g　远　志10g　升　麻6g

炙甘草20g　厚　朴10g　砂　仁10g　炒苏子20g

1剂,水煎服,每次60ml,服用3次。

2.二诊(9月18日8:00)

患者单纯服用中药后小便量明显增多,900ml/15h,自觉胸闷、气短症状减轻,双下肢凹陷性水肿不明显,情绪较前平静,可以与其进行交流,呼吸18次/min,已能平卧数小时。

三、分析

《内经》提出水肿之病"其本在肾,其末在肺"。《素问·至真要大论》指出"诸湿肿满,皆属于脾"。可见在《内经》时代,对水肿病的发病已认识到与肺、脾、肾有关。对于水肿的治疗,《素问·汤液醪醴论》提出:"平治于权衡,去菀陈莝……开鬼门,洁净府"的治疗原则,这一原则也一直沿用至今。汉代张仲景对水肿的分类较《内经》更为详细,在《金匮要略·水气病脉证并治》根据五脏发病的机制及主症将水肿分为心水、肝水、肺水、脾水、肾水。在治疗上又提出了发汗、利尿两大原则:"诸有水者,腰以下肿,当利小便,腰以上肿,当发汗乃愈。"唐代孙思逸对于水肿的认识续有阐发,在《备急千金要方·水肿》中首次提出了水肿必须忌盐,并指出水肿有五不治:"一、面肿苍黑,是肝败不治;二、掌肿无纹理,是心败不治;三、腰肿无纹理,是肺损不治;四、阴肿不起者,是肾败不治;五、脐满反肿者,是脾败不治。"这些论述为水肿病的护理及预后判断提供了宝贵经验。唐代以后,对水肿的分类、论治继有发展。宋代严用和将水肿分为阴水、阳水两大类。《济生方·水肿门》说:"阴水为病,脉来沉迟,色多青白,不烦不渴,小便涩少而清,大腹多泄……阳水为病,脉来沉数,色多黄赤,或烦或渴,小便赤涩,大腹多闭。"这一分类法,区分了虚实两类不同性质的水肿,为其后水肿病的临床辨证奠定了基础。对于水肿的治疗,严用和又倡导温脾暖肾之法,在前人汗、利、攻的基础上开创了补法。此后,《仁斋直指方·虚肿方论》创用活血利水法治疗瘀血水肿。

难治性心衰为心水之证,因心病久延,心之气血阴阳亏损,致脏腑功能失调,病位在心,累及肺脾肾。具体而言,基本病理变化为心气心阳虚衰,肺失通调,脾失转输,肾失开阖,三焦气化不利。诚如《景岳全书·肿胀》篇指出:"凡水肿等证,乃肺、脾、肾三脏相干之病。盖水为至阴,故其本在肾;水化于气,故其标在肺;水唯畏土,故其制在脾。今肺虚则气不化精而化水,脾虚则土不制水而反克,肾虚则水无所主而妄行。"其病位在心、肺、脾、肾。本病病性为本虚标实,本虚是心、肺、脾、肾亏虚,标实为气、血、水相互影响,兼见同病。表现为虚、瘀、饮三个病理变化久治不愈,缠绵难复。初发多见心肺气虚,动则气促心悸;渐及脾肾,由气及阳,阳虚则鼓动无力,血脉停滞;脾虚不运,肾不化气利水,水饮内停,泛于肌肤而为肿,上凌心肺为喘为悸;若心肾衰竭,阴尽阳脱,则为末期之危候。因心脉上通于肺,肺气治理调节心血的运行,宗气贯心肺而行呼吸,肾脉上络于心,心肾相互既济,心阳根于命门之火,心脏阳气的盛衰,与先天肾气及后天呼吸之气皆有密切关系。故肺肾俱虚,亦可导致心气、心阳衰惫,鼓动血脉无力,血行瘀滞,面色、唇舌、指甲青紫,甚至出现喘汗致脱,亡阴、亡阳的危重局面。本病总以气虚阳虚为基本病理变化。血不流则成瘀,水不化则成饮,血虚多由气虚而成,水饮则由阳虚所致。血水相关,瘀饮互化,相兼为病,因虚致实,成为顽固性心衰的主要标实证。由于正虚邪实互为影响,使正气更虚,邪气更实,终致顽固性心衰。

在治疗上应标本兼治。由于气虚必致血瘀,阳虚气化不利必致水饮停聚,因而血瘀水饮是贯穿于顽固性心力衰竭整个病程的重要病理,活血化瘀,利水逐饮就成了治疗顽固性心力衰竭的必兼之法。外邪入侵而诱发者,必须兼治外邪;劳累加重者,必须静养;饮食不当者,必当调理饮食;情志不畅者,必须调节情志,畅通气机;正气欲脱者,应扶正固脱,救阴回阳。在辨证论治的基础上。由于本病阳气虚衰为其病理基础,水饮、血瘀为其病理产物,因此益气温阳是心力衰竭治本的重要方法,活血利水是心力衰竭治标的重要环节。临床多采用真武汤、参附汤为基础方剂,参、附为首选药物,临床根据水湿、血瘀的程度不同配合利水活血药物进行辨证加减治疗,益气温阳与利水化瘀结合起来,能够全面地改善心力衰竭的病理过程,有利于心力衰竭的恢复。

心气虚弱,阳气衰微是顽固性心力衰竭的主要原因,故常用温阳药如附子、干姜、肉桂、桂枝等温阳益气、振奋心阳、化气行水以治本,盖"益火之源,以消阴翳"之谓也。心主一身之血脉,气为血之帅,气行则血行,血行则诸脏得养。"少火生气,壮火食气",故用益气药物,如黄芪、红参以补心气,益肺气,健脾气,临床可根据情况选用人参、党参等。《删补名医方论》曰"补后天之气无如人参,补先天之气无如附子,二药相须,用之得当,则能瞬息化气于乌有之乡,顷刻生阳于命门之内"。用桂枝温经通脉,仲景谓之有通心阳之效,三药合用,上助心阳之气,中补脾阳,下温肾阳,使气阳同健,鼓动有力,瘀化水行;然而单纯温阳益气,瘀不能速化,水不可速消,故常配茯苓、白术、山药健脾祛湿,丹参、泽泻、益母草、车前子等祛瘀利水,以治其标,标本兼顾,虚实并举,从而阻断虚、瘀、水之间的恶性循环,较好地改善了心力衰竭病情。心气虚、肾阳衰,必有血脉瘀阻,因此在治疗的全过程中均应使用活血化瘀通脉药,如川芎、桃仁、红花、当归、丹参、赤芍、三棱、莪术、益母草、泽兰等活血利水。心阳虚衰,导致肺、脾、肾三脏阳气虚弱,阳虚水沉肌肤,常用如茯苓、白术健脾以助利水;葶苈子、泽泻、车前草等以泻肺平喘,利水消肿。气行则血行,心气虚者,多有气滞血瘀、血脉瘀阻,活血利水药中加行气药疗效更著,常用枳壳、枳实、广木香、厚朴、砂仁、陈皮等行气以助利水活血。由于心病日久,心气虚衰,心阴耗损,往往导致阴阳俱虚,加用敛阴回阳药,如五味子、玉竹、沙参、麦冬、柏子仁等。临床上灵活选用上述药物,可取得好的疗效。

综观本方益火源、助心阳、消阴翳、泄肺浊。《灵枢·营卫生会篇》:"黄帝曰:善,余闻上焦如雾,中焦如沤,下焦如渎,此之谓也。"故此用药兼顾上焦心肺、中焦脾胃、下焦肾膀胱,调气化,水湿瘀血自化。

第四章　消化系统疑难危重病

第一节　胃　癌

一、概述

胃癌是我国常见恶性肿瘤之一,流行病学研究表明,胃癌发病率及死亡率在恶性肿瘤排名位居第二,是我国西北地区,尤其是甘肃省最常见的恶性肿瘤,其男、女死亡率分别高达209.8/10万和92.9/10万,为全国平均水平的7倍和6.7倍,居全国之首。其中甘肃省胃癌死亡率66.67/10万,占全部恶性肿瘤死亡人数的48.15%,位居全国首位,尤其以甘肃省河西地区高发,该地区胃癌患者平均死亡年龄58.9岁,比中国胃癌平均死亡年龄61.62岁早亡2.72岁。多年来刘东汉教授发挥中医整体观念特色,诊治了多例胃癌患者,在改善临床症状、提高生存质量和生存期方面,疗效较为满意。

二、典型案例

(一)案一

朱某某,男,54岁,兰州市人。胃疼胃胀呃逆上气,呕吐酸涎,纳食减少,消瘦已7～8年余。于1962年10月23日突然右上腹部疼痛拒按,按之有硬块,放射后背疼痛不能平卧,仰卧则痛更甚,大便干如羊粪、色黑,舌质暗、苔厚黄而腻,脉象沉涩有力,在某医院钡餐透视提示为胃癌。宜手术切除。本人因年老体弱不愿意手术治疗。

1.初诊（1962年10月27日）

【主症】此患者面黄肌瘦，喘息痰鸣，嗳气胃痛按之胃上脘偏右有如鸡蛋大之硬块，按之可移动。胃痛不能纳食，大便干如羊粪数日一行，舌质暗、苔黄腻而厚，脉象沉涩，不能仰卧，经常以爬卧入睡。

【辨证】气滞血瘀，痰毒凝滞。

【治则】理气化瘀，化痰散结。

【处方】自拟方。

香　附10g　檀　香10g　焦栀子10g　姜半夏10g
莪　术10g　黄药子30g　煅瓦楞20g
7剂，水煎服，一日2次。

患者继服前方数十剂，胃脘疼痛呕吐拒进食、大便情况基本好转。

2.二诊（1963年2月10日）

【主症】患者胃气攻胀疼痛已平，中脘坚块已扪不清，呕吐酸水未作，纳食有所增加，大便已通畅不干色黄。舌质暗、薄白苔，脉象微弦紧，因平素患有气管炎，故胸中有时气闷咳嗽多痰。

【辨证】肝胃不和，痰毒凝滞。

【治则】疏肝和胃，化痰消瘀。

【处方】自拟方。

三　棱10g　莪　术10g　瓜蒌仁20g　姜厚朴10g
茯　苓30g　香　附10g　焦枳实10g　姜半夏10g
当　归20g　橘　红10g　炒建曲10g　鸡内金20g
14剂，水煎服，一日2次。

3.三诊（1963年7月）

【主症】胃脘部无不适之感，纳食有增，二便正常，体重有增，消瘦改善，但稍有胸闷咳嗽吐痰。在兰州陆军总院钡餐透视复查提示：胃内黏膜正常，未发现溃疡，十二指肠通过顺利。舌质淡暗，脉象弦滑。

【辨证】痰湿阻肺，肺气不利。

【治则】燥湿和胃，理气化痰。

【处方】厚朴夏苓汤加减。

橘　红10g　茯　苓30g　制半夏10g　葶苈子10g

厚　朴10g　杏　仁10g　炙白前10g　炙紫菀20g

7剂，水煎服，一日2次。

经上方服用后气闷咳嗽已愈。

4.分析

本患者由长征、抗日战争、解放战争到抗美援朝长期在艰苦的战争环境中生活，由于精神紧张，饥饱不畅，生活无度等而致病情发作症状重焉，从祖国医学的诊断来判断是属于气食痰结聚而成痞块等，属于顽痰难治之症。又经西医检查提示为胃癌。应首先考虑手术治疗，如不能手术则保守治疗，本患者属于后者，从治疗的整体来看，用疏肝理气消食化痰兼以活血化瘀之法得到治愈。以余之经验看治癌者局部有一定疗效，但转移难以解决，如何能提高免疫功能起到抗癌防止转移是值得深入研究的课题。

（二）案二

李某某，男，48岁，白银市人。胃脘胀痛吐酸嗳气，后背及关节酸痛，已三年余，每日发作。经白银市某医院作钡餐透视提示"胃癌"。

1.初诊

【主症】每疼时胃中脘偏右似有包块，但按之不太明显，大便干而不爽，小便黄，纳食后胃胀痛更加明显，舌质紫暗，苔白，脉象沉弦有力。

【辨证】气滞血瘀。

【治则】行气活血，化瘀消积。

【处方】自拟方。

香　附10g　莪　术10g　煅瓦楞20g　五灵脂10g

郁　金30g　生蒲黄10g　黄药子30g　焦麦芽30g

沉　香10g(为末冲服)

6剂，水煎服，一日2次。

2.二诊

【主症】服上方6剂后，胃中始觉舒展，胃痛掣背减轻，但进食后

刘东汉危重疑难病诊疗经验

即觉胃中胀满疼痛,痛时呕吐酸水,嗳气较前略有减轻,大便略有畅通,舌苔变薄,舌质由暗略现粉红,两手关脉微弦。此为痰食气血凝结阳明。胃不能下降,而不易治也。

【辨证】肝胃不和,气虚血瘀。

【治则】疏肝和胃,益气化瘀。

【处方】自拟方。

香　附10g　橘　红10g　姜半夏20g　焦枳实10g
莪　术10g　煅瓦楞20g　生黄芪30g　大　黄(醋炒)3g

6剂,水煎服,一日2次。

3.三诊

【主症】此方服后应症,胃脘疼痛拒按已大有减轻之势,但胃中辘辘作响,饮食有所增加,呕吐酸水已少,舌苔渐化,再拟前方加减。

【辨证】肝胃不和,胃气上逆。

【治则】疏肝和胃,理气降逆。

【处方】自拟方。

香　附20g　橘　红10g　姜半夏20g　代赭石20g
茯　苓30g　枳　实10g　鸡内金20g　吴茱萸3g

6剂,水煎服,一日2次。

4.分析

患者平素嗜酒,食肉吸烟,痰浊食气郁结于胃中,升降开合之机皆为阻滞。胃中浊气不降,肝胆之气焉能下降乎,以致胃脘右侧作痛按之坚硬有形,中脘板滞似有块状,不时呕吐酸水痰浊之物。气坠欲便,蹲厕不行,舌质暗,舌苔白腻厚,脉象沉弦有力,但痰浊脉不弦,此症中有气滞食郁,肝胆不能通降,所以脉沉弦有力。此痰气食三者,互相聚结,阻滞胃中不能转运通降,再加湿浊上逆,此呃逆、呕吐酸水之因也。在治疗上,要逐痰,消郁理气,通胃降胆兼以活血化瘀,但患者久病体虚邪实,治在两难,故在上方中加生黄芪30g,以补正托邪,恢复正气,增加机体免疫力。

(三)案三

樊某某,男,55岁,兰州市人。因饮食不慎而引起胃脘胀痛已六年余,现主要是胃脘胀痛连及两胁肋胀满,呃逆上气疼痛,痛甚时向后背窜疼,胃内烧灼泛酸呃逆,胸闷气短,大便干稀不适,纳差身体日益消瘦,于1965年1月在某医院钡餐透视提示:胃呈鱼钩形,胃内潴留较多,张力较低,蠕动力较缓,钡剂通过幽门顺利,在胃窦部大弯侧可见一尖顶龛样形突出,通过顺利,近小弯处可见袋状形,十二指肠球部呈三角形,尚属正常,无明显激惹现象及胃窦部溃疡。确诊为"胃癌",建议手术治疗,但患者因在战争年代曾负伤三次,现身体极度虚弱,拒绝手术治疗。因此2月10日邀余诊治。

1.初诊

【主症】胃中脘偏右自觉板滞不通,逐渐连及胁肋胀痛嗳气纳差,用手按之似有包块,而不明显,但压痛明显,时时嗳气上逆,呕吐酸咸痰水,面色青黄,全身肌肤消瘦无华,声音低微,大便干,小便黄,舌质暗,舌苔白厚腻,脉象沉细而涩。

【辨证】气滞血瘀,气虚痰凝。

【治则】疏肝理气,化瘀扶正。

【处方】自拟方。

柴　胡20g　香　附20g　厚　朴10g　制半夏10g

焦枳实10g　煅瓦楞30g　黄药子30g　山楂炭30g

生黄芪30g

14剂,水煎服,一日2次。

2. 二诊

【主症】患者服上方14剂后自觉胃内舒畅,纳食有增,嗳气泛酸略有减轻,胃右侧压痛已明显减轻,但饥饿时胃中偏右顶痛较重,胃右侧仍有板滞但似有软感,大便每日一行,色正常,面部略有华色,舌质薄白右侧略厚,脉象沉涩。考虑到饥饿时胃痛加重,得食后胃疼缓解是由于中阳之气虚,肝气郁滞减轻所致。拟黄芪建中汤加味,用其法而不守其方。

【辨证】气滞血瘀,气虚痰凝。

【治则】疏肝理气,益气化瘀。

【处方】自拟方。

生黄芪30g　桂　枝10g　香　附10g　檀　香10g
制半夏10g　陈　皮10g　炒柴胡20g　焦枳实10g
焦甘草10g　赤　芍20g

3.三诊

建中理气疏肝消瘀之法已服21剂,自觉胃中舒畅,胃疼已消失,纳食已正常,无饥饿时疼痛之感觉,但睡眠较差,体重有增,舌质正常,苔薄白,脉象沉细,二便正常。

3月22日钡餐透视提示:食道吞钡通过顺利,胃呈鱼钩形,位置较低,胃内有中等滞留物,张力较低,轮廓完整,未见充盈缺损龛影,蠕动性及柔软性均正常,未见幽门痉挛征象,但十二指肠球部充盈不甚规则,幽门管部偏位,局部有压痛,但无明显激惹现象,十二指肠充盈属正常,十二指肠球部未见溃疡,从前之尖顶消失,变形仍存在。5月25日,第五次钡餐透视复查,提示:胃窦部溃疡已不复见,但有轻度变形,胃内黏膜蠕动均属正常。胃部压痛消失,溃疡愈合,有轻度变形。继续以黄芪建中汤加减(生芪30g、桂枝10g、良姜3g、香附10g、厚朴10g、老苏梗10g、焦麦芽30g、陈皮10g、木香3g),服用14剂,恢复正常。

4.分析

在战争年代饥饱不节,环境艰苦,精神紧张,加之三次负伤较大,而致脾气大伤,肝失条达,正气损耗过度,故气食痰血聚结而成积。饮食入胃运化全赖肝胆脾胃,然所以能运化食物者,中阳之气鼓舞也,平素多食生冷以伤胃阳,中阳伤以致寒邪积聚不化,正如东垣在《脾胃胜衰论》中说"胃中元气盛,则能食不伤,过时而不饥。脾胃俱旺,则能食而肥。脾胃俱伤,则不能食而瘦,或食少而肥,虽肥而四肢不举,盖脾实而邪气盛也。又有善饥而疲者,胃伏火邪于气分则能食,脾虚则肌肉削,即食亦也"。叔和云"多食亦饥虚,此之谓也"。

第二节 胃癌术后并发胆汁反流

一、概述

胃切除术后，胆汁反流入胃是最为常见之胃切除术伴发症。患者上腹胃脘部发胀、烧灼、疼痛，食后胀痛加重，少数患者可出现前胸疼痛、纳呆、胀闷烧灼不适。服用碱性抗酸制酸药物后常不能有效缓解，或反增剧，成为胃癌术后疑难病症之一。

二、典型案例

（一）案一

黄某某,男,60岁,兰州市人。

【主症】因胃癌行胃切除术后已一月有余,上腹部胀闷不适,有时烧灼作痛,纳食后胃胀痛烧灼加重,持续约数小时,伴恶心呕吐,吐出物酸苦,为未消化食物残渣带胆汁,吐后始觉胃内稍舒,消瘦,头晕,浑身及四肢疲乏无力,大便稀溏一日两次,舌质淡,苔薄白,脉象沉细无力。

【辨证】脾胃虚弱。

【治则】益气健脾,和胃降逆。

【处方】补中益气汤加味。

生　芪30g	红　参10g	茯　苓20g	制半夏10g
当　归10g	炒白芍20g	陈　皮10g	香　附10g
蔻　仁10g	郁　金20g	吴茱萸6g	白　及10g
炙甘草10g			

3剂,水煎服,4次/d,少量频服。

患者3剂尽服后,自觉上腹部胀闷不适,烧灼作痛已轻,再未恶心呕吐胆汁,纳食有增,大便由稀变软,头晕浑身四肢疲乏较前好转，舌质淡，苔薄白，脉象沉细较前稍有力。原方加炒白术30g，加重红参20g，继服7剂以巩固疗效。

【分析】患者年事已高，加之平时脾胃不好时间较久，又因诊断为胃癌而将胃全部切除，以致气血大伤，恢复较缓，而且因术后胃肠吻合口功能失约，使脾胃升降功能失常，故脾气不能升，胃浊不能降，而胆之浊汁反流于胃内而致上腹部胀闷烧灼作痛，恶心，呕吐酸苦涩水。本案是属于脾胃虚弱者，应首先健脾益气，因脾主运化，胃主受纳，如脾气虚则运化无力，故胃内容物下排之力减弱或停滞不下则腐浊生。胆浊以降为顺，若胃浊中阻，胆浊不能下降势必上逆于胃，浊腐交积必致烧灼作痛，这是因浊腐之物对胃黏膜有刺激作用，对吻合口刺激更甚。故本方重用参芪以补气健脾，能使升降之机恢复，胃内腐浊之物自然通顺下降，用当归、白及、白芍是活血及保护胃黏膜不受刺激，因此案胃镜检查提示，胃肠吻合口处有充血水肿炎性改变，这是以治本为主兼以治标。

（二）案二

赵某某，男，50岁，兰州市人。

【主症】因上腹部胀痛数年，经胃镜检查诊断为胃癌。在全麻下行胃癌根治术（根治性远侧胃次全切除术）。术后约10d即出现胃胆汁反流症状，自觉上腹部胀痛烧灼感，返吐黄绿色胆汁，腥臭难闻，口干口臭，欲饮，出汗烦躁，失眠多梦，心中不安，食入不久则上腹部烧灼胀闷作痛，恶心，将所纳食物吐出即感上腹部稍适，大便成形，但腥臭难闻，舌质红，苔黄腻，脉象滑数。

【辨证】痰湿阻胃，胃气不和。

【治则】健脾除湿，清胆和胃。

【处方】温胆汤加减。

黄　芩6g	竹　茹10g	制半夏10g	焦枳实10g
茯　苓30g	陈　皮10g	焦甘草10g	炒白术20g
当　归10g	白　及10g	白蔻仁10g	炒白芍20g
香　附10g			

6剂，水煎服，3次/d。

患者6剂尽服,自觉上腹部胀闷烧灼作痛大减,食后恶心作呕已轻,呕吐胆汁已少,口干口臭腥气已无,心烦不寐多梦已好转,小便赤黄已清,大便已爽且成形,腥臭之气已少,舌质偏红,苔黄腻已薄,脉象滑。再拟前方加炒柴胡10g以疏利肝胆。

【分析】患者患胃病时日已久,治法不当,持续数年,日益加重,已成顽疾,非手术难以治愈。胃镜检查提示为胃癌,在全麻下行胃癌根治术(根治性远侧胃次全切除术)。术后约10d后即出现上腹部胀闷烧灼感,食入后不久即反吐黄绿色胆汁,内加有食物残渣,其味腥臭难闻。《素问·灵兰秘典论》云:"胃者,仓廪之官,五味出焉。"今之胃次全切除,故仓廪失约,不能正常受纳五谷,因幽门关闭功能失约,幽门口松弛,胆汁易于反流入胃,加之胃容量过小,而局部还有创伤性炎症,故脾胃功能大减而易湿阻中洲。湿久则易浓缩化痰,湿浊郁久则化热,故出现烧灼恶心呕吐,胆汁内带食物残渣腥臭难闻。因胆主藏魂,胆气虚衰不能藏神敛神,故心烦不寐,多梦,心中烦闷不快。湿阻中洲,肝脾升降功能失常,纳运失职,故上腹胀闷不舒。大便成形,但因湿热浊气太盛,而大便腥臭难闻。治以健脾除湿清热,使脾健则湿浊化。胆为少阳之火,使胆气下降则热自除,湿化热除痰自消,而清浊则得以分。而选用黄连温胆汤加味,黄连、竹茹清热利胆和胃,白术、茯苓、制半夏、蔻仁、枳实健脾益气,湿自除,还能使肠管活动得以调整,使肠管紧张度增高而影响胆汁流向,又能促进胃肠蠕动,增强胃排空能力,与当归、白芍、白及、甘草相配,则能保护创口黏膜,又可降低迷走神经的兴奋性,提高幽门括约肌的张力,控制胆汁反流。香附是以补中健脾除湿清热化痰之中不忘行气也。此方对痰湿阻胃及胃癌术后之证均有奇效。

(三)案三

张某某,男,63岁,兰州市人。

【主症】上腹胀痛,打嗝返酸已三年,近半年加重,因生气后加饮食不慎,上述症状加重,而呕吐酸水,内带褐色血液。以"上消化道出血"急诊入院,经胃镜检查提示"胃角溃疡,贲门癌"。病理检查提示:①(贲门)低分化腺癌;②胃角萎缩性胃炎,中度肠化。在全麻下行根

刘东汉危重疑难病诊疗经验

治性胃癌近侧次全切除术、胃空肠吻合术。术后约两月即出现上腹部胀痛烧灼,呕吐胆汁,纳食后上腹部更为胀痛烧灼恶心,呃逆频作,呕吐后始觉症状稍有缓解,口干,烦躁不安,难以成寐,小便赤黄,大便干,舌质红,苔黄厚,脉象弦数。

【辨证】肝气犯胃。

【治法】疏肝行气,和胃降逆。

【处方】柴胡疏肝散合旋覆代赭汤。

柴　胡10g　当　归10g　焦枳实10g　炒白芍20g

香　附10g　白　及10g　代赭石30g　旋覆花10g

茯　苓20g　炙甘草10g

6剂,水煎服,3次/d。

患者6剂尽服后,自觉上腹部胀闷打嗝作痛已减,烧灼恶心已轻,呕吐黄绿色酸水已少,心烦易怒亦有缓解,夜间已能入睡,进食后自觉上腹胀闷不舒感大有改善,二便尚可,舌质偏红,苔薄白,脉象微弦。因伤口愈合不太好,有少量分泌物,复诊时以原方去代赭石,加生黄芪30g以托里生肌。再服7剂,以巩固疗效。

【分析】患者因平素情绪不好,久则抑郁伤肝,肝气横逆犯胃,克制脾土,胃之受纳失职,故出现上腹胃脘部胀痛,打嗝,反吐酸水,加之生气后饮食不慎而引发上消化道出血,而作胃镜检查提示为:①胃角溃疡;②贲门癌。此病非手术难以治愈,在手术行胃癌根治术后,局部病灶已除,但肝气犯胃之症犹存。在中医认为,肝主疏泄,性喜条达恶抑郁,而且肝属木,由于抑郁不疏,而横逆克制脾土,使之升降失常。因肝胆相为表里,胆附于肝,属少火,如肝郁不畅易于化火生热,肝胆之气最易上犯,故出现上腹胀满,口苦发干,夜不成寐,多梦不安,木火相炽与脾湿相遇,则湿热互结,使胃中酸苦之液多上犯而吐出。而此案又因胃癌行胃次全切除术后,胃肠吻合口有愈合不良,胃容量小而又加之肝胃气机不降,故吐出胆汁及酸水涎液,这是肝郁胆滞,疏泄失职,胃失和降,胆汁上逆所致。故本案以疏肝行气和胃降逆之法治之,柴胡、枳实、香附、当归、白芍用以疏肝利胆和胃降逆,代赭石、旋覆花、茯苓、炙甘草降逆和胃,白及保护胃黏膜,后期加入生黄芪是以补气托里生肌,意在扶正也。

(四)案四

李某某,男,71岁,兰州市人。

【主症】间歇性上腹部胀痛已数年余,经治疗后有所减轻,但近一月以来胃脘胀痛难忍,伴恶心呕吐,纳差,体重减轻,日益加重,大便不成形,潜血试验阳性(+++),故以胃溃疡恶变、消化道出血收住入院,在全麻下行剖腹探察术,诊断为胃癌晚期,遂行姑息性远侧胃次全切除术、Billroth Ⅱ式结肠前吻合术。术后约一周,出现上腹部胀闷不适,烧灼作痛,恶心呕吐,吐出物为胆汁,但还能进少量流质饮食,食后不久即恶心呕吐。舌质暗,苔白,脉象沉细、涩。

【辨证】气滞血瘀。

【治则】行气活血,化瘀扶正。

【处方】复元活血汤加味。

柴　胡10g	天花粉10g	鸡内金20g	制半夏10g
桃　仁10g	红　花10g	炮山甲10g	大黄炭3g
赤　芍20g	当　归20g	醋香附10g	生黄芪30g
三　棱10g	莪　术10g		

6剂,水煎服,3次/d。

【分析】患者6剂尽服后,上述症状有所减轻,但此病已至晚期,加之年事已高,恐怕难以挽回生命,只能以扶正之法维持寿命。如《金匮要略·呕吐哕下利病脉证治》云:"脉弦者,虚也,胃气无余,朝食暮吐,变为胃反。……趺阳脉浮而涩,浮则为虚,涩则伤脾,脾伤则不磨,朝食暮吐,宿食不化,名曰胃反。脉紧而涩,其病难治。"

第三节　重度胃下垂

一、概述

胃下垂(gastroptosis)是指站立位时,胃位置下降,胃小弯最低点在髂嵴水平连线以下。本症是内脏下垂的一部分，多见于瘦长无力体型者、久病体弱者、经产妇、多次腹部手术有切口疝者和长期卧床少动者。本病病程较长者，由于心理精神因素或贫血、消瘦等因素，患者常有头昏、头痛、失眠、心悸、乏力等症状，少数甚至出现忧郁症的症状。一般来说，胃下垂预后较好，但也因患者的体质、慢性疾病等因素影响和治疗不及时而发生慢性扩张、胃扭转、直立性晕厥、心悸、低血压等，反复迁延，难以治愈。

二、典型案例

曹某某，女，46岁，干部，兰州市人。

（一）初诊

【主症】患者因常年工作劳累饮食不规律而致体虚成内伤。现感胃脘胀满下坠疼痛纳食大减，食后脘腹胀满加重，按下脐坚硬而跳动，平时腹内有振水声，有时呕吐清涎，大便干燥（一周一行），已20余年，舌质暗，少苔，脉象沉细，经钡餐透视提示：胃在髂脊下约10cm，胃内有大量滞留物。为重度胃下垂。

【辨证】脾虚气陷。

【治则】补益中气，升举下陷。

【处方】补中益气汤加减

党　参20g	茯　苓30g	生黄芪30g	制半夏10g
香　附10g	柴　胡6g	炒白术30g	焦枳实10g
升　麻10g	砂　仁10g	炙甘草10g	炒大黄2g

4剂，水煎服，每日2次。

（二）二诊

患者服前4剂，自觉胃胀满有所减轻，纳食有增，大便已软，精神稍佳，胃内振水声已轻，舌质暗，苔薄白，脉象沉细，再拟原方加当归20g、炒白芍20g，4剂，水煎服，每日2次。

（三）三诊

服前方后胃脘胀满已较前更减，纳食有增，大便通畅，精神佳，胃中振水声已少，现已能上班工作。舌质暗，苔薄白，脉象沉细，拟本方基础加减已服三个多月,其症基本消失,钡餐透视提示:胃内有少量滞留物,胃底于髂脊平。

(四)分析

《素问·经脉别论》"食气入胃,散精于肝,淫气于筋。食气入胃,浊气归心,淫精于脉。脉气流经,经气归肺,肺朝百脉,输精于皮毛。毛脉合精,行气于腑。腑精神明,留于四脏,气归于权衡,权衡已平,气口成寸,以决死生"。说明了人以胃气为本,盖人受水谷之气以生,所谓精气、荣气、卫气、中气、春升之气,皆胃气之别称也。夫胃为水谷之海。又如"饮入于胃,游溢精气,上输于脾。脾气散精,上归于肺,通调水道,下输膀胱,水精四布,五经并行,合于四时五脏阴阳,揆度以为常也"。若饮食失节,寒温不适,则脾胃乃伤,喜、怒、忧、恐、损耗元气。既脾胃气衰,正气不足,而心火独盛,心火者,阴火也,起于下焦,其系于心,心不主令,相火代之,相火,是下焦胞络之火,元气之贼也。火与元气不两立,一胜一负。脾胃气虚,则下流于肾,阴火得以乘其土位,故脾证始得,则气高而喘,身热而烦,其脉洪大而头疼,或渴不止,其皮肤不任风寒,而生寒热。盖阴火上冲,则气高喘烦热,为头疼、为渴。而脉洪,脾胃之气下流,使谷气不得升浮,是春生之令不行,无阳以护其荣卫,则不任风寒,乃生寒热,此皆脾胃之气不足所致也。然其与外感风寒所得之证颇似而实异。内伤脾胃乃伤其气,外感风寒,乃伤其形,伤其外为有余,有余者泻之,伤其内为不足,不足者补之。内伤不足之病,不要误认为外感有余之证,而反泻之,则虚其虚也。实实虚虚,如此死者,是医所杀也。然则奈何,唯当以辛甘温之剂,补其中而升其阳也,甘寒以泻其火则愈矣。《内经》:"劳者温之,损者益之。"故甘温能除大热,而大忌苦寒之药,损其脾胃,而脾胃之证,始得则热中。本病例首选补中益气汤加减者,服之有特效,是辨证准确,方用精良,是宗先贤各家之长所得者,是用古方治今病全凭加减,医者不熟读经典不研究古人之用方,一味生搬硬套,是无大出路者也。胃下垂者既是身体本身的生理条件,也是职业条件,而身体本身如身条细瘦而长者易患此症,再如暴食狂饮者。总之是脾虚中气下陷所致也。均可选用黄芪建中汤、补中益气汤、调中益气汤加减治之。如所用本方麸炒枳实、麸炒白术二味，以白术甘温以补脾胃元气，其苦味以除胃中之湿热，利腰脐血故先补脾胃之弱，过于枳实克化之药一倍。枳实味苦寒，泄心下之痞闷，消化胃中之所伤，此药一下胃，其所伤不能即去，须待一两时辰许，食则消化。是先补其虚，而后化其所伤，则不峻利也。若内伤脾胃，辛热之物、酒肉之类，自觉不快。而求治于医，而医者不问何物所伤，付之于辛香大热之药下之，虽然大便下则物去，所遗留食之热性，药之热性则重伤元气，而七神不炽。经曰"热伤气"，正是此之谓也。其人必无气已动而热困，四肢不举，传变诸疾不可胜数。使人真气从此而衰矣。若伤生冷硬物，医者或用大黄、二丑之大寒药已投，随药下所伤之物去矣。遗留食之寒性，药之寒性，重泻其阳，阳去则皮肤筋肉血脉无所依倚，便为虚损之证。辛辣薄味之药，无故不可乱投。故《至真要大论》云："五味入口，各先逐其所喜攻。攻者，克伐泻也。"如：辛味下咽先攻泻肺之五气。气者真气、元气也。用其辛辣猛烈之药，其伤人尤甚，饮食所伤，肠胃受邪，当以苦味泻其肠胃可也。有医者动用牵牛其害不浅，伤其肺与元气，况胃主血所生病，是为物所伤，物者是有形之物，皆是血病，血病泻其气，是其误也。而且饮食伤及中焦，不能开化消导食物，重泻上焦肺中已虚之气，食伤脾胃，当塞因塞用或寒因寒用，枳实、大黄苦寒之品，以泻有形是也。反而用辛温之品，涤散其真气，是临床之大误矣，医者戒之戒之！如因寒气伤人五脏，必死无疑，误补亦死，其死者阴有余。今内伤脾胃，是谓六腑不足之病，反泻，上焦虚无肺气，肺者五脏之华盖，是五脏之一数也，虽不即死，若更旬日之间，必暗损人寿数，是为虚损之戒也。而胃气不可不养，因此胃有安谷者昌，绝谷者亡，水去则荣散，谷消则卫亡。荣散卫亡，神无所依，水入于经，其血乃成，谷入于胃，脉乃大行，故血不可不养，胃不可不温，血温胃活，荣卫将行，当有健康之躯。谷者，人身之大极也。以奉养五脏。如内伤饮食，固非稀事，是常有之事，且妄服食药，而轻身殒命。总之治胃下垂者，以温补其气和胃升脾之运，用药以温和调养为主。使其已虚损之体得到恢复，是治此症的关键所在。不要误认为：食后脘腹胀满胃内有振水声均属邪实证，就一味的用行气泻下之品,可能得到一时之快,但是损其根本,虚者更虚,而胀满者更盛。

第四节　脱　肛

一、概述

脱肛 (rectal prolapse),亦称直肠脱垂,指肛管直肠外翻而脱垂于肛门外。脱肛分为完全型和不完全型,完全型指全部或部分大肠脱出;不完全性为直肠黏膜层的脱出。随着医疗技术提高和生活水平的改善,其发病率有所下降。脱肛较严重的,长期脱垂将致阴部神经损伤产生肛门失禁、溃疡、肛周感染、直肠出血,脱垂肠段水肿、狭窄及坏死的危险。

二、典型案例

麻某某,男,60岁,兰州市人。

【主症】患者内外混合痔手术后,每因排便或站立行走时久,直肠自动脱出于肛门外,行动不便,极为痛苦,进行第二次手术后其更为严重,自觉头晕浑身疲乏无力,腰困背酸后背恶寒,但大便稀薄,小便频数。舌质暗,舌苔白,脉象两寸沉弱,尺浮。

【辨证】脾肺两虚,中气下陷。

【治则】健脾补肺,升阳举陷。

【处方】补中益气汤加减。

黄　芪30g　人　参10g　当　归10g　陈　皮10g
升　麻10g　柴　胡3g　白　术10g　细　辛6g
枳　壳30g　肉　桂3g　炙甘草10g

6剂,水煎服,每日2次。

患者本方连服12剂后,自觉精神疲乏较前大有好转,后背恶寒已消失，疲乏头晕已好，在行走时，直肠再未脱出于肛门。在每次解大便后也未有直肠脱出现象。

【分析】《内经》云"损者益之，劳者温之"。拟用补中益气汤加味，以补益中气汤加肉桂3g、细辛6g者益火之源以蒸腾津气，命火旺则能生气助阳。因患者后背恶寒是督脉及太阳经阳气不足而致，因背为阳，又是督脉及太阳经所过之处，不补阳，后背之恶寒难以消除。还如王冰所谓的"益火之源，以消阴翳"，但还是要靠水。因肾脏藏精主水，命门主火以助阳，只有水与火，即阴与阳，能够互相既济，才能阴生阳长，才能达到阴平阳密，其气乃固。《内经》云："膏粱厚味，足生大丁。"又如《金匮要略·脏腑经络先后病脉证》云"人禀五常，因风气而生长，风虽能生万物，亦能害万物，如水能浮舟，亦能覆舟"。人在自然界，亦能适应，而亦能生存者，就要人的五脏之真气旺盛内存，营卫才能通畅，抗病能力就能增强，正所谓的"正气存内，邪不可干"，只有在正气不足的情况下，不管是邪风，或者是饮食，房劳情绪均可伤人。要有健康的体质，只有适应四时自然的变化，搞好身体的调节，要冷暖适时，饮食有度，房劳有节，起居定时，以恬愉为务，以自为功，方可延年益寿，故经云："逆之则灾害生，从之则苛疾不起，是谓得道，道者，圣人行之，愚者佩之，从阴阳则生，逆之则死，从之则治，逆之则乱，反顺为逆，是谓内格。故圣人不治已病治未病，不治已乱治未乱，此之谓也。"

第五节　胃溃疡大出血

一、概述

出血是溃疡病常见并发症。小量出血往往没有临床症状，仅在大便隐血试验时发现，出血量大于500ml时，即为大出血，主要表现为呕血、便血和不同程度的贫血。在溃疡病住院病人当中，有大约10%是因为大出血而住院。虽然出血在所有并发症中所占比例最大，但近来出血在消化性溃疡并发症中所占比例更有所上升。

二、典型案例

（一）案一

刘某某，男，30岁。

1.初诊

【主症】患者上腹部疼痛已六年余，恶心呕吐，大便色黑，小便黄，纳食大减，数年来未诊治，于六年前因呕血、便血住院。经检查，钡餐透视提示：食道通过顺利，胃呈鱼钩形，内有中等滞留物，张力较低，蠕动较缓，轮廓完整，未见充盈缺损或龛影，蠕动性及柔软度均正常，未见幽门痉挛征象，但十二指肠球部变形。

【辨证】气滞血瘀。

【治则】疏肝理气，活血化瘀。

【处方】柴胡疏肝散加减。

| 炒柴胡20g | 香　附10g | 郁　金20g | 陈　皮10g |
| 醋灵脂10g | 老苏梗20g | 槟　榔10g | 台　乌10g |

4剂，水煎服，每日2次。

2.二诊

【主症】服前方4剂，胃疼减轻，大便色黑已变黄，进食稍有增加，但在食后3h腹微痛，大便仍然不畅。

【辨证】肝郁气滞，脾虚夹湿。

【治则】疏肝理气，健脾祛湿。

【处方】自拟方。

柴　胡30g	香　附10g	茯　苓30g	川楝子10g
郁　金30g	槟　榔10g	台　乌10g	焦麦芽30g
苏　梗30g			

6剂，水煎服，每日2次。

3.三诊

【主症】服上方6剂之后,药颇应手,胃痛大减,纳食逐渐增加,大便已畅,舌质暗,薄苔白,脉象细弦。

【辨证】肝郁气滞,阳气虚弱。

【治则】疏肝理气,益气温阳。

【处方】自拟方。

生　芪30g　柴　胡10g　香　附10g　老苏梗20g
桂　枝10g　郁　金20g　焦枳壳10g　肉苁蓉30g
槟　榔10g　炙甘草10g

6剂,水煎服,每日2次。

【分析】胃痛呕吐日久,其脉必弦数,盖数脉不尽为热证,虚者亦可见数脉,盖胃痛呕吐日久,胃气匮乏无余,变为胃反不受食,言其津液虚,趺阳脉必浮而涩,浮则胃之阳虚,涩则胃之阴虚,其伤在脾,脾伤,则胃中所纳之谷不能转运消化为糟粕下泄,反而上逆吐出宿谷不化之物也。若脉见缓和,是土气尚未败也,倘若邪胜而紧,液涩而竭,紧涩相兼,阴液亏损,胃阳不振胃小不能容物。大便干如羊屎,三至四日一行,则为脾胃功能俱衰,大多属于慢性萎缩性胃炎,其证较多,大多难治于溃疡。故尤在泾云"证为阴虚,液竭而涩"。是指胃中津液虚不能濡化其谷,所纳之食物不化反吐。东垣曰"脉数是膈气虚,脉弦是肝气旺,数弦相搏,是肝气犯膈而胃中仍虚冷也"。故膈气热故非真热,不可以寒治之,胃中冷亦非真冷,不可以热治之。此处矛盾重重,很难辨证施治,一是故非真热,不可以寒治之,一是故非真冷,不可以热治之,用何法处治之才能丝丝入扣。在医者,辨证治疗中要在摸索中搜求,应当以温养真气为主,胃中若有肝之冲和之气,所纳之谷自然消导疏泄通顺也,此肝之冲和之气。浮则生热,沉则生寒,温则浮热自收,养则虚冷自化,若以大热大寒攻下兼用,则真气愈虚,津液俱竭,五谷之海日渐衰退,其消化道及全身症状俱重矣。当用何方治疗?是以黄芪建中汤为法,在成方中加减以应用。黄芪建中汤者于小建中汤中加生芪一两半也。张仲景用此方治疗虚痨里急,诸不足证。方药分析:本方是治疗阴阳两虚之证,但偏于阳气虚者。阳气亏虚,失其温煦,故腹中拘急;诸不足是指阴阳气血皆虚,治用黄芪建中汤补气以建立中洲,方中黄芪是补虚益气,故药性赋中曰:"黄芪味甘,托里固表,诸虚没少。"如《直指方》血刺身痛,于本方中加川芎。《济阴纲目》曰:"脉弦气弱,毛枯槁,发脱落。"《张氏医通》云:"劳倦所伤,寒湿不适,身热头痛,自汗恶寒,脉微而弱。"黄芪建中汤也就体现了张介宾所说"善补阳者必于阴中求阳,则阳得阴助,而化生无穷;善补阴者,必于阳中求阴,则阴得阳生而泉源不竭"。"善治精者,能使精中生气,善治气者,能使气中生精"。实是《内经》中"从阴引阳,从阳引阴"之理论,对后世论治阴阳虚损诸病起到了深远的影响。《心典》谓"欲求阴阳之和者,必于中气,求中气之立者,必以建中也"。故方中炙甘草、大枣、胶饴之甘以建中缓急,姜桂之辛以通阳调卫气,芍药之酸以收敛和营气。其目的在于建立中气,使中气得以健运,从阳引阴,从阴引阳,使阴阳得以协调,则寒热虚实错杂之证随之消失。

现代医学用于治疗慢性萎缩性胃炎,在本方中加减其效很好,如大体上可将慢性萎缩性胃炎分为四个类型:脾胃虚寒、肝郁气滞、脾胃阴虚、气滞血瘀。脾胃虚寒者可在本方中加入砂仁、良姜、姜半夏;肝郁气滞者可在本方中加入柴胡、青皮、香附;脾胃阴虚者可在本方中加入生白术、生山药、沙参,炙百合;气滞血瘀者可在本方中加入丹参、灵脂、生蒲黄、香附、元胡。对十二指肠球部溃疡用本方更为奏效,就此病亦可分为脾胃虚寒、肝郁气滞、气滞血瘀、湿热蕴结证,虽溃疡与胃炎有着标上的差别,但其本则一。因胃炎胃黏膜本身是水肿充血,血管菲薄或糜烂等,面积较大,溃疡是指局部病变,大多为胃酸打嗝,饥饿时胃疼较为明显,大多数在晚间胀痛更甚,因为有溃疡而本身又容易引起上消化道出血,或呕血或便血不等,用本方随证分型加减应用,其效更加明显而且治愈率很高。

根据现代药理研究:本方通过镇静、解痉、抑制胃液、胃酸分泌,能促进溃疡愈合,提高免疫功能以及止血等作用,而达到抗溃疡之目的。本方对溃疡病属于虚寒型者,疗效确切。东垣在他的《内外伤辨惑论》中说"内伤脾胃,乃伤其气;外感风寒,乃伤其形,伤外为有余,有余者泻之;内伤者为不足,不足者补之。汗之、下之、吐之、克之,皆泻也;温之、和之、调之、养之,皆补也。内伤不足之病,苟误认作外感有余之病,而反治之,则虚其更虚也"。如《难经》曰:"实实虚虚,损不足,益有余,如此死者,医杀之耳。然者奈何? 曰:'唯当以甘温之剂,补其中、升其阳,甘寒以治其火,则愈。"《内经》曰"劳者温之,损者温之。盖温能除大热,大忌苦寒之药治脾土耳"。今立补中益气汤者施之,与仲景之建中汤有共同的作用,后世称东垣为温补派者实是宗仲景之法矣。而补中益气汤本身,实为脾胃虚者而立。因首先饮食劳倦,心火亢甚,而乘其土位,其次肺气受邪,须用黄芪最多,人参、甘草次之。脾胃一虚,肺气先绝,故用黄芪以益皮毛,而闭腠理,不令自汗,损其元气。上喘气短,人参以补之,心火乘脾,须炙甘草之甘以治火热,而补脾胃中元之气,若脾胃急痛并大虚,腹中急缩者,宜多用之。经云"急者缓之",白术苦甘温,除胃中热,利腰脐间血,胃中清气在下必加升麻、柴胡以引之,引黄芪、甘草甘温之气味上升,能补卫气之散解,而实其表也,又能缓带脉之缩急,二味苦平,阴中之阳,引清气上升也。气乱于胸中,为清浊相干,用陈皮以理之,又能助阳气上升,以散滞气,助清甘辛为用。口干、咽干加干葛。脾胃气虚,不能升浮,为阴盛伤其生发之气,荣血大亏,荣气不营,阴火炽盛,是血中伏火日渐煎熬,血气日减,心包与心主血,血减则心无所养,致使心乱而烦,病名曰悗。心或烦闷不安也,故加辛甘微温之剂以生阳气,阳生则阴长,或曰"甘温何能生血?"仲景之法,"血虚以人参补之,阳旺则能生阴血,更以当归和之。少加黄柏以救肾水,能泻阴中之伏火。如烦忧不止,稍加生地黄以补肾水,水旺而心火自降。如气浮心乱,以朱砂安神丸镇固之则愈"。

余一生之治病经验,固守经方而不拘也,以证而在变中求治,所以说"师古人宗古方处处皆古人,悟中求辨处处无古人"。是宗古人之法,在辨证中灵活应用,才能求得疗效。才能体会出一个"悟"字,一个"活"字之意也。因为历史在前进,科学在发展,在固守中求发展是硬道理,尤其是现代医学科技发展至今,更应使辨证法与现代医学科学相结合,才能推动中医学的发展。

（二）案二

冉某某，男，40岁，兰州市邮电局工作。

【主症】溃疡病数年未治愈，近因饮食不节而引起胃疼胃胀，作酸呕吐，日益加重，突然于早晨食后胃胀痛加重呕吐频作，然后大口呕吐鲜血瘀块色褐，急入住中医科。所吐出血约大半脸盆，面色苍白，大汗淋漓，神志恍惚，四肢逆冷，六脉芤虚，血压下降至70/40mmHg，急以止血敏，备鲜血，急服独参汤，加大黄炭煎服。

【辨证】血热妄行，气虚不固。

【治则】补气回阳固脱，凉血止血化瘀。

【处方】自拟方。

人　参20g　焦大黄3g　焦黄连3g

白　及10g　干姜炭3g

一剂，水煎服，200ml，频频饮用。

患者至下午4时许呕吐血块已止，血压回升至90/60mmHg，四肢已温，出汗已止。但疲乏不堪，面色苍白，脉象芤。

【分析】本方是以独参汤为基础，加焦大黄、焦黄连、干姜炭是用泻心汤之变法，白及是补气回阳固脱，凉血止血化瘀，保护胃黏膜，是阳中求阴，阴中求阳，此方之组成不失独参汤之义，但配伍得当，疗效较为满意。此两案病例一是饮食内伤久治不愈，一是大量呕血；一是重用黄芪，一是重用人参。此二药各有特点，一是补气固表托里，一是益气补中，黄芪补而不腻，人参补而微腻。因此，仲景处方一百一十三方中用人参者，只有一十七方，如新加汤、小柴胡汤、柴胡桂枝汤、半夏泻心汤、生姜泻心汤、旋覆代赭石汤、干姜黄连黄芩人参汤、厚朴生姜半夏人参汤、吴茱萸汤、理中汤、白虎加人参汤、竹叶石膏汤、炙甘草汤，皆是因汗、吐之后，亡其阴津，取其救阴，如理中汤、吴茱萸汤以刚燥剂中阳药太过，取人参甘寒之性，养阴配阳以臻于中和之妙也。故仲景在《伤寒论》《金匮要略》中之处方大多数为，《伤寒》"以解表扶阳"和"存阴液"为主的基本精神，从而达到邪去正安的目的。《金匮要略》是根据人体脏腑经络之间的整体性，提出了有病早治，以防止疾病的传变发展，不治已病治未病之法，而实则是根据治病必求于本的精神,重视人体正气提高抗病能力,重视脾肾肺。因脾胃为后天之本,生化之源,肾为先天之本,生命之根,内伤病至后期,往往会出现脾肾虚损主症,脾肾虚损更能影响其他脏腑,能促进病情恶化。故补脾补肾是治疗内伤病的根本大法。从小建中汤、肾气丸等方证中可以看到大概,至于处理虚实错杂,正虚邪实的病证,而重视扶正的同时,也并未忽视祛邪,这种扶正兼以驱邪,邪去可使正安的观点,如从薯蓣丸、大黄䗪虫丸等方证中可以得到体现。因此,余在诊疗内伤杂病时,多以扶正固本为主,兼以驱邪,药多用参芪以扶正固本,使正胜邪自去矣。余很少用温腻填补之品,这样可以取"流水不腐而户枢不蠹"之义。为医者,既要对《内经》《难经》《伤寒》《金匮》熟读死记,而更重要的是在临证时发挥,对药性更要了解,在立法、处方、选药时结合具体病人,具体主症,对古方的化裁选药更为得体,因此疗效更加显著。这就是用古方治今病,全凭加减。这里余对临床用参芪是多说了一些,望后生多作体验。

第六节　急性胆系感染

一、概述

急性胆系感染通常是指胆管系统包括胆囊、胆管阻塞并发生感染。当胆道系统因各种原因发生阻塞出现引流不畅时,细菌会在胆系内繁殖造成炎症。阻塞的原因多为胆石,占90%以上,此外有肿瘤、寄生虫、黏膜充血水肿及扭转或狭窄等。感染病原体大多来自肠道,常见的是大肠杆菌、克雷伯菌、肠球菌和厌氧菌。细菌进入胆道的途径不清,可能与胃肠道细菌易位和门静脉菌血症及上行感染有关。常见的有急性胆囊炎、急性胆管炎。主要临床症状有右上腹痛、发热和黄疸。病情轻重不一,轻者经治疗后可迅速缓解,重者可出现败血症、休克而导致死亡。

二、典型案例

黄某某,女,45岁,上海人,兰州皮革厂工人。患者因饮食不节,而引起右上腹部疼痛数年余,近日因多食油腻而引发右上腹部疼痛连及后肩背部,恶心呕吐,大便干结,小便赤黄,巩膜黄染,口苦口干有异味,以急性胆囊结石伴胆囊炎住院急诊手术。胆囊被切除后,放T型管引流,第二日,医生在冲洗引流管时,因用生理盐水过量且用力推送过猛而造成引流管破裂滑脱,又将所引流管子拔去,要求进行第二次手术。而患者及家属坚决拒绝二次手术。在此时患者家属要求余会诊服用中药保守治疗。

(一) 初诊

【主症】患者半卧位上腹胀痛难忍,容颜痛苦,舌质暗,舌苔黄,尺脉浮数,体温38.8℃,上腹部敷料包裹,以患者的实际情况看,首先应以疏肝利胆退黄为主。试服3剂以观后效。

【辨证】湿热黄疸(阳黄)。

【治则】清热祛湿,利胆退黄。

【处方】自拟方。

柴	胡10g	黄	芩10g	茵	陈30g	生黄芪30g
郁	金10g	当	归20g	醋香附10g	白	矾2g
栀	子10g	赤	芍20g	生甘草10g	通	草3g
茯	苓20g	猪	苓20g			

3剂,水煎服,每次20ml,每日4次。

(二) 二诊

【主症】患者服前方后现上腹胀痛大有所减,稍能平卧,尿利,略能进以稀粥,口苦口干略有减轻,小便赤黄,大便稀而量少。从本证看来是药已投证,六腑已能运转,病机大有可望。舌质红少津,苔薄黄,脉象数而弦。

【辨证】湿热黄疸(阳黄)。

【治则】清热祛湿,利胆退黄。

【处方】小柴胡汤合茵陈蒿汤加减。

柴　　胡10g　黄　　芩10g　茵　　陈30g　制半夏10g

栀　子10g　郁　　金20g　当　　归20g　醋香附10g

赤　　芍20g　茯　　苓20g　生黄芪30g　通　草3g

泽　　泻10g　生甘草10g　白　　矾3g

6剂,水煎服,每次40ml,每日4次。

(三) 三诊

【主症】患者6剂服尽,精神及上腹部胀痛大有好转,口苦口干基本消失,大便软而量少,小便由赤黄变为淡黄,纳食能进稀粥及细挂面,亦能平卧,伤口缝合线已拆,伤口愈合良好,无分泌物,舌质红润,苔薄白,脉象数,体温基本正常。

【辨证】湿热黄疸(阳黄)。

【治则】清热祛湿,利胆退黄。

【处方】小柴胡汤合五苓散加减。

柴　　胡10g　黄　　芩10g　党　　参10g　生黄芪30g

郁　金30g　当　　归20g　茵　　陈30g　制半夏10g

茯　　苓20g　猪　　苓20g　泽　　泻20g　炒白芍30g

香　附10g　白　　矾3g　生　草10g　焦山楂20g

6剂,水煎服,每次100ml,每日3次。

(四) 分析

患者前方已服完,身体已恢复而出院,此患者因胆囊手术后冲洗时,据主管医师会诊单内所言,是冲洗液量过多及用力过猛所造成,必须手术。因患者拒绝第二次手术而要求会诊,所拟处方是以疏肝利胆,清热消胀为主,醋柴胡、醋香附加之郁金、白矾,入肝利胆,栀子、茵陈利湿退黄,茯苓、猪苓、泽泻渗湿利尿使黄从小便排出,生黄芪益气,气行则胀满可消,当归、赤芍活血化瘀止痛,因不通则痛,是通因通用之法,是急则治其标,缓则治其本,此患者以治标为主。因标者是局部不通,以通而达到治其本矣。这一患者似乎在临床上不好解释,但事实就是这样用本法而治愈的。至于当时体内的伤口到底是什么情况,因当时的条件有限(没有B超及CT)就只能这样了,只能解除患者的痛苦,使其恢复健康而出院。

第七节　胃柿石症

一、概述

胃柿石症是人在空腹时一次性大量食入柿子后(这里的柿子是指做柿饼的那种柿子,而不是西红柿),由于柿子中的鞣质与胃酸作用,很容易形成不溶于水、不能够被消化的块状物,即胃柿结石。胃柿石长期停留于胃中,既不能被消化,又因为体积大于幽门括约肌扩张松弛时的直径,而不能被排入肠中,因此会刺激胃黏膜,引起炎症、糜烂、溃疡,并引起胃功能紊乱。

二、典型案例

患者张某某,男,61岁,工人 住内科一病区11床。患者于1963年2月11日连续3d吃柿子3.5~4kg之多,在当天下午,脘腹胀满,疼痛兼上腹部坚硬,每日阵发性疼痛难以忍受,剧痛时抱腹屈膝,不能平卧,随之恶心呕吐,吐出所进食物,吐出黄绿色酸苦黏液,腹满肠鸣,泻下清谷黄水一日十余次,第二日泻已止胀消,但胃痛未止,中脘部可摸及如鸡蛋大之硬块2~3个,从此食欲减退,浑身肌肉消瘦,在某处医治无效。即来我院住院检查治疗。

3月11日,胃肠钡餐透视提示:胃泡呈新月形,其下缘可见突出之块状物,吞钡时钡有分流现象,并可见胃体上、中、下三处停留,胃下界在髂嵴下方4cm,张力低,蠕动存在,黏膜模糊不清,胃内可见四个圆形之充盈缺损,用手推之可移动,并见范围较大可由窦部推向体部推向胃底,幽门通过受阻,钡剂不易进入十二指肠。

3月11日胃镜检查结果如下:第二深度可见黏膜充血,在胃大弯前壁可见白色与灰白色表面黏着物,第三深度亦可见到与上相似的黏着物,第一深度至第九至八点处可见幽门窦上附着不定型的块状物,有葡萄状紫色的黏着物。3月21日作胃液分析如下:游离酸115单位,结合酸15单位、总酸13单位,潜血阳性(++)、红细胞(0~1)、白细胞(0~1)、上皮细胞(0~1)。

血常规检查:血红蛋白11.5g/dl、红细胞394万/dl、白细胞1125/dl、中性粒细胞44%、嗜酸性粒细胞9%、淋巴细胞27%、大便潜血阳性(++),从以上各种检查分析诊断为:胃柿石,须手术治疗,经内外科讨论后,因患者年老体弱不宜手术治疗最后决定用中医中药治疗。

(一)初诊(3月16日)

【主症】患者面黄肌瘦,满口牙齿已掉,胃痛抱腹屈膝不能平卧,呃逆上气似吐酸之状,胃上脘疼痛拒按,在胃中脘摸之有大小不等之块状物,食欲不纳,强食即痛,大便色黑微干,小便微黄,口有臭味,舌质暗,舌苔黄,脉象沉涩。诊为气滞血瘀裹食痞块。

【辨证】气滞血瘀,积块内结。

【治则】行气活血,消积散结。

【处方】自拟方。

三　棱10g	莪　术10g	枳　实10g	鸡内金20g
橘　红10g	槟　榔10g	香　附10g	焦麦芽30g
焦柏叶20g			

4剂,水煎服,一日2次。

(二)二诊(3月21日)

服前方4剂,自觉胃痛较前略有减轻,腹中鼓胀全消,略能进食,黄厚苔已退大半,新苔已生,是胃中转输已有好转,中脘之包块摸之已有明显的缩小,但还有压痛,上方已见效,仍须守前方治之。

(三)三诊(4月8日)

服前方14剂后,自觉胃脘部痛胀之感已减轻,纳食日益有增,二便已正常,脉象沉涩转为弱滑,舌质红润,但自觉食后胃中沉闷不堪,半夜有痰自喉中上返。余考虑还是胃阳不振,痰气裹食为患耳。在原方中加重橘红,建曲化痰以鼓中阳。

（四）四诊（4月16日）

第二次钡餐透视提示：胃窦部可见约有4.4㎝大小充盈缺损包块，2个约1.5㎝充盈缺损包块，用手推扪均有移动。余3个均有缩小，幽门通过良好。

4月16日胃镜复查提示：以往所见之灰白色表面黏着物已不见，而突出块状物不再充血，第一深度九点处可见幽门窦周围清晰，葡萄状黏着物已不见，证明均较前有所减轻好转，中医以行气活血，消积散结之法是正确的。四诊时脉症相安，纳食增加，大便一日一行，排泄正常，故在前方基础上加木贼10g、建曲10g，7剂，水煎服，一日2次。

（五）五诊（5月14日）

胃镜复查提示：胃黏膜基本正常，未见溃疡，以往所见之紫色葡萄状异物消失，血常规及胃液分析均属正常，于5月20日出院，共服中药48剂。

（六）分析

本患者年老体弱加之饥不择食，而食用过量，柿本为酸涩之品，加之胃酸过高，胃中滞留物多，积郁化成浊痰，而遇有酸涩之柿与痰凝结，而形成柿石之症，此患者看来原本就有胃炎，年老体弱，胃气虚脾之运化无力而成结石。治以理气化痰消块为主，方以凭脉证而立，因脉象沉涩有力，以胃中痰块为证。药以三棱、莪术、香附为君，以橘红为佐，以理气化痰消积解郁为要，祖国医学中未见到有胃柿石之记载，但将腹中痞块均列为气滞血瘀痰疾之类，究其原因何在，东垣曰："肝胆脾胃人身之四维。"患者饥饿之余，急食多食味酸性涩之柿子，与痰气相搏斗结成积块，坚硬如石，名曰"柿结石"。

第五章　泌尿系危重疑难病

第一节　挤压综合征急性肾损伤

一、概述

挤压综合征 (crush syndrome) 是指四肢或躯干肌肉丰富部位长时间严重挤压,出现的以肢体肿胀、坏死、肌红蛋白尿、高钾血症以及急性肾损伤为特点的临床综合征。挤压综合征一旦发生,治疗相当困难,死亡率极高。其发生主要是通过创伤后肌肉缺血性坏死和肾缺血两个中心环节,西医治疗主要为补液、碱化尿液、利尿、防治水中毒、防治高血钾、纠正代谢性酸中毒、血液净化、抗感染及必要时截肢等。祖国医学将挤压综合征称为压迮伤,可见于古籍记载,然阐述不详。

2010年8月7日甘肃省舟曲县发生特大泥石流灾害,受灾人数达千人,其中挤压综合征为该灾害中治疗最棘手的疾病之一。甘肃省卫生厅高度重视灾后患者的医疗救治问题,希望采用中西医结合的方法治疗挤压综合征,余有幸参与中医救治,取得了较好的临床疗效,有效降低了伤残率和死亡率。(见彩图41)

二、典型案例

患者尚某某,女,41岁,汉族,舟曲县人。泥石流冲倒房屋,石块砸压致使患者左小腿肿胀,疼痛,呈持续性锐痛,活动受限。被重物挤压约10h后获救,患者当时意识清醒,自觉左小腿及左足麻木,活动受限。诊断为：①左小腿挤压综合征 ②左小腿骨筋膜室综合征。8月8日于舟曲县医院行"左小腿切开减压术"。后因左小腿进行性肿胀、血运渐差，全身情况加重，遂于8月9日送往天水市第一人民医院。入院时患者神清，精神差，颜面浮肿，左小腿及左足部肿胀明显、青紫，感觉迟钝，左小腿肌肉无收缩力，无活动性出血，足背动脉未触及，末梢血液循环差。行X线片示：左胫、腓骨骨质未见外伤性改变；血生化示：肌酐224μmol/L，钠124mmol/L，氯1.3mmol/L，钙1.8mmol/L；血常规示：血红蛋白107g/L，血小板50×10⁹/L。住院期间肌酐进行性升高，每日伤口换药时见患肢皮色紫暗，肌肉收缩无力，渗出较多淡黄色液体，并出现腹胀。24h尿量为180ml，考虑急性肾功能不全，给予透析治疗。两次透析后复查肾功：肌酐453μmol/L；血常规示：血红蛋白68g/L，血小板34×10⁹/L；肝功：ALT 281U/L，AST>1106 U/L（既往有慢性活动性乙型肝炎病史）。且全身浮肿，24h尿量约240ml，伤口渗液增多，肌肉进行性坏死，左侧肢体感觉、运动障碍，胸腔积液，并出现恶心、呕吐、腹胀、腹痛，考虑患者肾功能损害进行性加重。急将上述情况向卫生厅汇报，于8月14日夜间转入兰州大学第一医院继续治疗。患者入院时精神差，神志清楚，贫血貌，饮食及睡眠差，大便6d未解，小便12h约70ml。

在兰大一院重症监护室期间，行血常规示：白细胞6.8×10⁹/L；中性粒细胞百分比85.9%，血红蛋白77g/L，血小板73×10⁹/L；血生化示：肌酐349.5μmol/L，尿素氮26.42mmol/L，肌酸激酶11 980U/L；行头、胸、腹部CT示：①双肺挫伤；②双侧胸腔积液并双肺中下叶膨胀不全；③脾大，④头颅、胸、腰椎、骨盆未见明显异常。诊断考虑为：①左小腿挤压综合征；②急性肾功能衰竭；③双侧胸腔积液；④中度贫血。给予抗炎、抑酸、化痰、利尿、营养支持、伤口清洁换药及胸腔穿刺引流、持续血液滤过等对症支持治疗，并在左下肢切开减压处置VSD持续冲洗负压吸引管，引出暗红色血性液体，无异味。8月19日下午2点，患者出现寒战，高热，体温达40.3℃，呼吸困难，心率130次/min，血压80/50mmHg，血培养示革兰氏阳性球菌，考虑脓毒症、脓毒性休克、多脏器功能衰竭，给予泰能、替考拉宁抗感染，效果不佳，高热持续不退,病情危重,特邀刘教授会诊。

（一）初诊（2010年8月19日）

【主症】患者寒战,高热,多汗,神志昏迷,面目通红,呼吸困难,身体触手觉烫,左下肢肿胀、局部皮温高,足背动脉可触及,溲黄,量少,约70ml,舌质红,苔薄黄,脉洪数。

【辨证】气分热盛。

【治则】清热解毒,宣发郁热。

【处方】银翘散合白虎汤加减。

银　花30g	连　翘20g	生石膏30g	荆　芥10g
防　风10g	柴　胡10g	升　麻10g	黄　芩10g
桔　梗10g	生　草10g		

2剂,水煎服,饭后2h鼻饲,150ml/次,3次/d。

【分析】《素问·生气通天论》云:"体若燔炭,汗出而散。"故以汗法治之。方中银花、连翘清热解毒以降温,所谓"辛凉解表便是汗剂",佐以少量荆芥、防风辛温开宣腠理,恢复肺之宣发功能,使闭郁之津液得以布散。肺主一身之气,郁而化热,以生石膏直折里热,肃降肺气,伍升麻宣肺气,一升一降,肺之宣降有司;双目发赤,肝胆主目,故以柴胡、黄芩和枢机,畅气机,解郁热,体现《素问·六节藏象论》中"凡十一藏取决于胆也"。桔梗逐肺热、宣肺气,生草清热解毒,调和诸药,护胃气。

（二）二诊（2010年8月23日）

【主症】患者服前药一剂后,于午夜体温恢复至36.7℃,神志清醒,呼吸平稳,身体转凉。体温波动于37.0℃左右,但患者全天尿量仍少,约70ml,呈絮状,大便成形,约200g,西医诊断:急性肾功能衰竭。左下肢肿胀、局部皮温低,足背动脉可触及。舌体淡胖,边有齿痕,舌质微瘀,苔白腻,尺脉浮。

【辨证】肾气不足,水瘀互阻。

【治则】温肾利水,益气活血。

【处方】五苓散加减。

生黄芪30g　红　参20g　当　归20g　炒白芍20g

茯　苓30g　猪　苓30g　泽　泻20g　柴　胡3g

升　麻10g　炒白术20g　车前仁20g　肉　桂3g

五味子10g

2剂,煎服法同前。

【分析】《素问·经脉别论》谓:"饮入于胃,游溢精气,上输于脾,脾气散精,上归于肺,通调水道,下输膀胱,水精四布,五经并行,合于四时五脏阴阳,揆度以为常也。"指出津液在体内的生成和输布主要依赖于肾气的蒸化和调控、脾气的运化、肺气的宣降、肝气的疏泄和三焦的通利,且以心气的正常温煦为前提,由多个脏腑生理功能密切协调、相互配合,共同完成津液在体内的升降循环、输布排泄,而气对津液的作用为此过程的核心。故以红参、黄芪益肺气,五味子敛肺气,宣降有司,治节有权,水之上源自理;炒白术培土生金,健脾补肺,如《医宗必读》指出:"治水当以实脾为首务也。"水之枢纽自调。《素问·灵兰秘典论》曰:"膀胱者,州都之官,津液藏也,气化则能出矣。"故以肉桂温肾阳司气化,益火源消阴翳,茯苓、猪苓、泽泻、车前仁渗湿利水消肿,使"清者更清,浊者更浊",清者上升再度利用,故佐以升麻、柴胡升提清阳,浊者化为尿液排泄,水之下源自固。气津并行,气血同源,气机失调,则血行不畅,故以当归、白芍活血理血。全方体现治水以治气为第一要义。

《素问·阴阳应象大论》曰:"壮火之气衰,少火之气壮;壮火食气,气食少火;壮火散气,少火生气。"故低热不宜特殊处理,体温轻度升高可加速血液循环,加快全身代谢,有利于机体恢复。

(三) 三诊 (2010年8月27日)

患者服药后小便量逐渐增多,全天尿量140ml,呈絮状。体温仍波动于37.0℃左右,未给予特殊处理,大便成形,约300g,左下肢肿胀略缓解、局部皮温低、足背动脉可触及。舌体淡胖,边有齿痕,舌质微瘀,苔白腻,尺脉浮。

效不更方,续服4剂,加重生黄芪至60g,以补脾肺气、利尿消肿、逐五脏间恶血,且因挤压伤后局部毒素内生,协同方中升麻增强托毒生肌之效。

（四）四诊（2010年9月3日）

【主症】服药后患者尿量继续增加，全天尿量约710ml，浑浊状，行尿常规示：潜血（+++），蛋白（++）。体温仍波动于37.0℃左右，精神可，可进食少量稀饭，口干不欲饮，大便成形，呈棕褐色，约150g。舌体淡胖，边有齿痕，舌质微瘀，苔中厚白腻，尺脉浮。

【辨证】下焦瘀浊内停。

【治则】益气利水，化瘀排浊。

【处方】五苓散加减。

生黄芪60g 茯 苓30g 猪 苓30g 泽 泻20g

西洋参20g 当 归20g 赤 芍30g 肉 桂3g

车前子20g 麦 冬10g 蔻 仁10g 升 麻6g

炒白术10g 生甘草10g

4剂，水煎服，150ml/次，3次/d。

【分析】患者小便量渐增，有是证用是药，守法。下焦温煦、蒸腾气化无力，津液不能及时上乘，故易红参为西洋参益气生津，佐以麦冬益气养阴；尿中潜血，易白芍为赤芍显凉血散血之效；尿中蛋白，加白蔻仁以运脾除湿，渗浊于下，合生黄芪补肺气，以消除蛋白尿。

（五）五诊（2010年9月10日）

【主症】患者服前药后于9月7日全天尿量约2210ml，复查血常规示：血红蛋白96g/L，再无进行性下降；血小板70×10⁹/L，逐渐升高；肌酐255.2μmol/L，尿素氮32.86mmol/L；大便成形250g，呈黄褐色。9月9日，全天尿量750ml，体温波动于38.0℃左右，无汗，咳嗽、咳痰，呈泡沫状，味咸，双肺闻及湿性啰音，颜面及四肢发绀、轻度水肿，腹胀，大便秘结，舌质红，苔白，脉浮数。

【辨证】痰热阻肺证。

【治则】清肺化痰。

【处方】麻杏石甘汤加减。

麻 黄10g 杏 仁10g 生石膏30g 制半夏10g

茯 苓30g 泽 泻20g 西洋参20g 焦枳实10g

猪 苓20g 厚 朴10g 炒薏米30g 生甘草10g

蔻　仁10g　芒　硝6g　　木　香6g　　肉　桂3g

2剂,煎服法同前。

【分析】《金匮要略·水气病脉症并治》第18条曰:"诸有水者,腰以下肿,当利小便;腰以上肿,当发汗乃愈。"发汗、利小便实即《内经》"开鬼门,洁净府"治法的具体体现。卫气开合之职失司,肺气闭郁,郁而化热,故无汗,发热,咳嗽,因脾肾阳虚,故咳吐白色泡沫痰,味咸。故以麻黄、杏仁、甘草为基础,宣肺利水,畅达气机,复肺之宣降功能;石膏清郁结之肺热;肉桂温肾阳,引火归原;茯苓、泽泻、猪苓、薏米仁利水消肿以助膀胱之气化;焦枳实、厚朴、芒硝可视为弱化之大承气汤泻下热结以通腑、宽满,所谓"其下者,引而竭之";半夏、蔻仁倍运脾以增脾主运化水谷、运化水液之功;木香畅达气机,气行则水行;西洋参益气生津扶正,且防麻黄发汗太过。中医治病处处为邪气找出路,"因势利导"、"就近驱邪"为两大驱邪原则,发汗、利小便、通大便为其具体体现。

(六)　六诊（2010年9月13日）

【主症】患者服药一剂后体温降至36.5℃,咳嗽、咳痰明显缓解,肺部湿性啰音明显减少,腹胀缓解,24h尿量750ml,黄色稀便100g;9月11日尿量增至1050ml,体温波动于37.0℃左右,黄色稀便200g;9月13日,咳嗽、咳痰消失,肺部湿性啰音消失,体温正常,尿量710ml,黄色稀便250g。复查血常规提示白细胞、血红蛋白、血小板接近正常;血生化示:肌酐175.5 μmol/L,尿素氮21.63 mmol/L。现患者左下肢仍肿胀、皮温增高,足背动脉可触及,昨日清创发现新生肉芽组织生长良好,同时清除掉大量坏死组织。舌质淡,体胖大,质瘀,苔白腻,脉芤。

【辨证】肺肾虚损,痰瘀阻滞。

【治则】益气利水,温肾活血。

【处方】自拟方。

生黄芪60g　当　归20g　红　参20g　炒白芍20g

茯　苓30g　猪　苓30g　泽　泻20g　车前子20g

肉　桂3g　蔻　仁10g　厚　朴10g　大腹皮10g

升　麻10g　香　附10g　煅龙骨30g　焦麦芽30g

炙甘草10g

2剂,煎服法同前。

【分析】朱丹溪《丹溪心法·水肿》曰:"若遍身肿,不烦渴,大便溏,小便少,不涩赤,此属阴水。"故仍以红参、黄芪、甘草补肺气,茯苓、蔻仁健脾,焦麦芽消导行气,使肺之宣化之气足,而水道通;肉桂温肾阳助气化,水从下窍自出,加之茯苓、猪苓、泽泻、车前子渗湿利水消肿,大腹皮、香附使气行则水亦行;水病及血,故以当归、白芍活血化瘀;生黄芪、升麻提脓拔毒,托疮生肌,煅龙骨敛疮生肌,促进新生肉芽组织生长。

（七）七诊（2010年9月16日）

【主症】患者于昨日下午因左下肢胫前动脉反复出血、血供严重障碍,故行截肢治疗,新生肉芽组织生长良好,无酸臭味。患者术后全天尿量约240ml,体温最高达38.7℃,汗出,腹胀如鼓,大便先干后溏,约200ml。西医给予抗感染、物理降温、促胃肠动力药及通便等治疗后,患者体温、腹胀未见明显改善。患者诉腹胀难忍,偶尔矢气觉舒,寒热往来,汗出,口苦,恶心,口干不欲饮,无食欲,食后腹胀显著,舌质淡,散在朱砂点,舌两侧瘀暗,舌苔薄黄,舌体胖大,少津,脉弦。

【辨证】气滞血瘀。

【治则】疏肝行气,活血消瘀。

【处方】小柴胡汤加减。

柴　胡10g　黄　芩10g　红　参10g　制半夏10g

当　归20g　厚　朴10g　蔻　仁10g　炒白芍30g

茯　苓30g　木　香10g　桂　枝3g　大腹皮10g

枳　实10g　生　姜15g　生　草10g　车前子20g

炒白术10g

2剂,煎服法同前。

【分析】《伤寒论》第66条:"发汗后,腹胀满者,厚朴生姜半夏甘草人参汤主之。"病机为脾虚气滞,虚实夹杂。治疗上纯补则气更聚,纯消则更伤气，故古人有"三虚七实"、"三补七消"之说，以半夏、厚朴、生姜三药辛开苦降，宽中除满；红参、甘草健脾益气，复脾运化之职，此方标本兼治，重在治标，故不宜久服。患者寒热往来，汗出，口苦，口干不欲饮，脉浮弦，故以柴胡桂枝汤和解少阳，调和营卫。白术、茯苓、车前子、大腹皮健脾利水，且大腹皮可散水气、消胀满。蔻仁、木香、枳实加强运脾行气之功。气滞则血瘀，以当归、炒白芍活血化瘀。

（八）八诊（2010年9月20日）

【主症】患者服前药后腹胀有所缓解，矢气觉舒，无明显口苦，仍口干，失眠，有食欲，大便已成形，一日行3次，每天尿量400ml左右，呈絮状，舌体淡胖，边有齿痕，苔薄黄，尺脉弦。

【辨证】气虚夹瘀。

【治则】益气活血，燥湿消痰利水。

【处方】自拟方。

柴　胡10g	当　归20g	炒白芍20g	炒白术30g
木　香10g	厚　朴10g	焦枳实10g	制半夏10g
陈　皮10g	生　姜10g	生黄芪40g	炒枣仁30g
茯　苓30g	猪　苓30g	车前子20g	夜交藤30g
红　参20g	泽　泻20g	肉　桂3g	

3剂，煎服法同前。

【分析】《素问·逆调论》曰："胃不和则卧不安。"胃腑通心，心主神志，痰热扰心，心神不安则失眠，以温胆汤分消走泄法通利三焦祛痰湿，且有"魂不藏于肝"之说，故以酸枣仁酸敛补肝、夜交藤交通心肾；柴胡疏肝和胃、通利三焦则气必行。《素问·逆调论》曰："肾者水脏，主津液。"余法仍以红参、黄芪、甘草补肺气，肉桂温肾阳助气化，茯苓、猪苓、泽泻、车前子渗湿利水消肿，当归、白芍活血化瘀。

（九）九诊（2010年9月24日）

【主症】患者自觉腹胀较前缓解，打嗝、矢气觉舒，腹部叩诊仍呈鼓音。昨日发热，体温最高达38.0℃，给予物理降温，体温波动于37.5℃左右，少汗，精神可，口苦，口干不欲饮，夜间睡眠改善，可持续2h。全天尿量约830ml，大便成形，一日行5~6次。舌体淡胖，边有齿痕，苔薄黄，脉浮弦。

【辨证】少阳胆气不舒。

【治则】疏肝解郁，调和肝胃。

【处方】小柴胡汤加减。

柴　胡10g	黄　芩10g	厚　朴10g	制半夏10g
陈　皮10g	茯　苓30g	竹　茹10g	西洋参20g
当　归10g	赤　芍20g	车前子20g	肉　桂2g
木　香10g	白　蔻10g	猪　苓30g	炒白术20g
泽　泻20g			

3剂，煎服法同前。

【分析】《伤寒论》第263条、96条分别为少阳病经证、腑证，然少阳病易经腑同病，易气郁化火，仍可以小柴胡汤一方统一治疗。治疗时"有是证用是药"，随证加减，全方未必悉具，取小柴胡汤之意；虚性腹胀，仍以厚朴、半夏宽中消满，西洋参益气生津扶正，体现"三补七消"之法；睡眠改善，继以法半夏、陈皮、茯苓、竹茹运脾除湿、清痰热，效温胆汤之法，正如古人谓"用古方治今病，全凭加减"；《素问·阴阳应象大论》云："治病必求其本。"肾主水与命门之火同居，仍以少许肉桂益火源、消阴翳、主气化，使浊者自出，清者自升。白术、茯苓、猪苓、泽泻、车前子健脾渗湿利水消肿；白蔻分清降浊，消除蛋白尿；气津并行，气行则水行，以木香行气利水；气血并行，仍以当归、白芍活血化瘀。全方三方并用，主次分明，各司其职，共同调节人体气血津液的盈虚通滞状态。

（十）十诊（2010年9月29日）

【主症】服药后患者自觉腹胀明显缓解，叩诊无明显鼓音，无口苦，仍有口干，体温波动于37.0℃左右。9月27日患者停血液滤过治疗，全天小便量约2600ml，色淡黄，无絮状，夜间睡眠持续约4h，多梦，精神好转，饮食尚可。但患者昨日出现腹泻，一日行9次，大便呈棕褐色，约850ml，小便量2275ml，行尿常规示：蛋白(+)，潜血(+)。舌尖红，舌体胖大，边有齿痕，舌质微瘀，苔中白腻，脉芤。

【辨证】中气不足,痰瘀互见。

【治则】补中益气,化痰活血。

【处方】补中益气汤加减。

生黄芪30g 当　归20g 茯　苓30g 蔻　仁10g

炒白术60g 炮　姜10g 肉　桂6g 黄　连3g

车前子10g 升　麻10g 柴　胡3g 香　附10g

炒白芍10g 炒薏米30g 五味子10g

生、焦山楂各20g 生甘草10g

3剂,煎服法同前。

【分析】李东垣《脾胃论》中论及"谷气下陷,阴火上乘"及"甘温除热法"。此腹胀、腹泻、低热均由脾胃之气不足引起,故以补中益气汤益脾胃之气、升提下陷阳气,方中重用炒白术旨在健脾燥湿益气,伍生黄芪增利水之功,水唯畏土,利小便以实大便。患者脉芤,提示精气不足,阴不制阳,阴火上乘,故以肉桂引火归源、益火源消阴翳。脾胃气衰,元气不足,而心火独盛,表现在睡眠不实,有梦,舌尖红,故以少量焦黄连清心火,不宜量大,因黄连苦寒易伤脾胃之气。气不足便是寒,以蔻仁、炮姜温脾胃之寒。气不利则满,以香附行气,补而不滞。五味子敛气生津止渴。车前子、薏苡仁利小便,所谓"治湿不利小便非其治也"。气虚易气滞,气滞则血瘀,且舌质微瘀,故以当归、炒白芍活血化瘀。全方配伍严谨,立法周详。

(十一) 十一诊 (2010年10月1日)

服药后患者自觉轻微腹胀,喜按,大便略成形,一日行3~4次,约180g,仍觉口干不欲饮。昨日出现低热,胸胁苦满,心烦喜呕,不欲饮食,小便量2040ml。舌体胖大,边有齿痕,舌质微瘀,苔中白腻,脉芤。

【辨证】肝胃不和。

【治则】疏肝理气,健脾和胃。

【处方】小柴胡汤加减。

柴　胡10g 黄　芩10g 制半夏10g 砂仁10g

茯　苓30g 焦麦芽30g 焦山楂20g 生姜10g

炮　姜10g 炒白术30g 木　香10g 升麻10g

厚　朴10g　炒苍术10g　炒薏米30g　生黄芪30g

西洋参20g　炙甘草10g

3剂,煎服法同前。

【分析】《伤寒论》第101条曰:"伤寒中风,有柴胡证,但见一证便是,不必悉具。"以小柴胡汤和解少阳,畅达枢机。患者腹胀满,仍为脾虚气滞腹满证,厚朴生姜半夏甘草人参汤主之,佐以焦麦芽、焦山楂消导之品;二术、茯苓、砂仁增运脾燥湿之功;升麻、生芪托疮生肌,促小腿创伤处新生肉芽组织生长;炙甘草益脾气、调和诸药、护胃气。

患者服药3剂后,腹胀基本消失,体温正常,略口干,精神可,小便1100ml,有食欲,可食稀饭200ml,大便成形,日2~3次。舌体略胖大,边有齿痕,苔中白腻,脉象柔和。

（十二）十二诊（2010年10月11日）

【主症】患者自诉近日烦躁,手足心热,体温正常,胃胀、腹胀,程度较之前轻,口干不欲饮,无明显口苦,进食尚可,小便量180ml(在血液滤过条件下),大便成形,日1次,200g。舌体淡胖,边有齿痕,苔白腻,脉芤。

【辨证】气虚发热。

【治则】益气除热。

【处方】补中益气汤加减。

生黄芪30g　西洋参20g　五味子10g　柴　胡10g

制半夏10g　生　姜10g　厚　朴10g　香　附10g

白蔻仁10g　炒薏米仁30g　茯　苓30g　藿　香3g

生甘草10g

1剂,少量多次,分次口服。

【分析】《素问·生气通天论》曰:"阳气者,烦劳则张。"阳气不足亦可出现烦躁、手足心热,可伴见乏力、汗出、怕冷,舌体淡胖、脉芤等阳气不足的临床表现;而阴虚烦躁除手足心热外,还可伴见口干、怕热,舌红、脉细数等阴虚火旺的临床表现。学者务必细心留意,方能辨证精确,用药精当。故以生黄芪扶气、西洋参益气、五味子敛气、生甘草护胃气，正气足才能"正气存内，邪不可干"（《素问·刺法论》）。正气不足时出现腹胀，即气不利则满，切忌滥用攻伐之品，应以益气为主，佐以少量行气之药如厚朴、香附等，补而不滞。脾主大腹，脾阳不振，阳微则湿盛，故以藿香芳香化浊，白蔻仁、薏米仁、茯苓渗湿运脾利小便，如叶天士《温热论》中"通阳不在温，而在于利小便"。制半夏、生姜燥湿降逆止呕，柴胡疏肝和胃，因脾胃相表里，燥湿相济，纳化相依。

患者服药1剂后腹胀满明显缓解，叩诊无鼓音，烦躁、手足心热减。后续服1剂，患者自觉上述症状基本消失，进食尚可，小便量渐增，大便成形，日1次，约200g。舌体淡胖，苔薄白，脉沉。复查肌酐、尿素氮、肌酸激酶、电解质基本正常，血红蛋白、血小板略低。

中医治病强调治"人"，其主要思路就是改变人体内在环境，提高自我治愈、自我修复的能力，而通过采用中药、针灸等方法来激发这种能力而达到治疗疾病的目的，如《素问·五常政大论》曰："病有新久，方有大小，有毒无毒，固益常制矣。大毒治病，十去其六；常毒治病，十去其七；小毒治病，十去其八；无毒治病，十去其九；谷肉果菜，食养尽之。无使过之，伤其正也。不尽，行复如法。"

祖国医学将挤压综合征称之为"压迮伤"，如隋·巢元方《诸病源候论·压迮坠堕内损候》言："此为人卒被重物压迮，或从高处坠下，致吐下血，此伤五内故也。"清·胡廷光《伤科汇纂·压迮伤》载："压迮伤，意外所迫致也。或屋倒墙塌，或木断石落，压着手足，骨必折断，压迮身躯，人必昏迷。"认为挤压伤可引起人体内部气血、经络、脏腑的功能紊乱，但治疗未成体系。现代医学的迅速发展，对挤压综合征的研究越来越深入，诊疗手段越来越丰富、精确，而在挤压伤后出现的肾功能衰竭、呼吸功能衰竭、新生肉芽组织生长及全身功能紊乱等问题上中医仍大有作为，各取其长，优势互补。刘教授同时指出挤压伤病程迁延，病情易反复，应密切观察病情变化，随证论治，三因制宜，治疗过程中切记欲速则不达。

第二节　急性肾小球肾炎

一、概述

急性肾小球肾炎(acute glomerulonephritis)即急性感染后肾小球肾炎(acute postinfectious glomerulonephritis),临床表现为急性起病,以血尿、蛋白尿、高血压、水肿少尿及氮质血症为特点的肾小球疾病。这一组临床综合征又称为急性肾炎综合征,其中以链球菌感染后肾炎最为常见,偶可见于其他细菌或病原微生物感染之后,如细菌、病毒、立克次体、螺旋体、支原体、真菌、原虫、寄生虫等。

二、典型案例

(一)案一

程某,男,31岁,教师。患者因双下肢浮肿,少尿一月余加重10d,于1984年5月14日收住。一月前因外感致咽痛、头痛10d后出现少尿,双下肢浮肿,在某厂卫生所查尿蛋白(+++),红、白、脓细胞均未见,即去某医院以"急性肾小球肾炎"收住,经用青霉素、阿司匹林等治疗20余天,浮肿消退,但尿蛋白仍(+++),故来我院。当时患者颜面、双下肢浮肿,尿少600~800ml/d,口干、多汗、喜饮、乏力。体查:血压115/65mmHg,眼睑轻度浮肿,咽部轻度充血,心肺(-),肝脾(-),腹水征(-),双肾区无叩击痛,双下肢轻度凹陷性水肿;舌淡暗胖边有齿痕,苔白滑,舌下静脉瘀血,脉沉细。血常规、肾功、肾图、酚红排泄试验、眼底、胸透等均无异常,尿常规示:尿蛋白(++++),白细胞0~1个,红、脓细胞未见,血浆蛋白总量5.28g/L,清蛋白2.6g/L,球蛋白2.68g/L,血浆胆固醇总量350mg%,甘油三酯260mg/dl,脂蛋白1100mg/L,24h尿蛋白定量0.45g%为6.3g。西医诊断为"急性肾小球肾炎(肾病型)"。中医曾予温阳,健脾利水;益气活血、清热利水;清热解毒、健脾利水;益气补肾佐清热解毒等法,并配合西药青霉素、激素、环磷酰胺、速尿及支持对症等治疗。

1. 初诊

【主症】到8月3日该患者症状未缓解,且浮肿加重,尤以上半身为著,小便量少700ml/d左右,用速尿后可达1000ml/d,胸腹胀满、睡眠欠佳、纳差、口干不欲饮、大便干结,数日一行,舌淡边有齿痕,尖边有瘀斑,苔薄黄腻,寸脉浮滑,关脉弦。尿蛋白定性(++++)。

【辨证】瘀热阻滞,水湿内停。

【治则】逐瘀泻热,利水祛湿。

【处方】自拟方。

桃　仁15g	水　蛭10g	当　归10g	白蔻仁6g
猪　苓50g	泽　泻20g	牵牛子30g	薏苡仁3g
厚　朴10g	大　黄10g	车前子15g	芒　硝6g
黄　芪30g	肉　桂1g		

水煎服,7剂,每日1剂。

患者于晚8点服第一剂药,至次晨7点共排尿1450ml,体重下降1kg,胸腹胀满减轻,大便稀共排便4次。

2. 二诊

服药7剂后去芒硝,20剂后去厚朴、大黄、牵牛子。自服上方后患者日排尿2000~2600ml,食纳增加,胸腹胀满逐渐消失,大便稀,3~4次/d。服上方同时配合饮食疗法,症状日趋好转,服药13d后开始减激素量,环磷酰胺于9月13日停用,总量4200mg。依上法治疗两月后患者水肿消失,小便正常,终告痊愈。

3. 分析

观前治疗多以"补"着手,治在"脏",疗效欠佳,思虑再三,当另辟蹊径。脏腑互为表里,互相为用,互相制约。脏主"藏"而腑主"泻",水湿、瘀血等污浊之物皆应由腑"泻"而不应由脏"藏",故在治疗上仅以补脏为主而不泻腑,可致邪留体内而伤正,结合本病例其因湿热中阻、脾运失司、清气不升、浊阴不降、病久入络、水道不通而致。治疗以《内经》"去菀陈莝"为总则,全方以抵挡汤、大承气汤和五苓散加减,共奏逐瘀泻热,利水祛湿之效。

（二）案二

胡某,女,53岁,兰州市人。

【主症】因浮肿、头晕、少尿三月余,于1986年7月8日收住,三月前因外感致寒战、高烧、体温达39℃,咽痛、咳嗽、周身疼痛并伴恶心、呕吐,呕吐物为胃内容物,继之出现颜面及双下肢浮肿、少尿。即以"急性肾小球肾炎"收住某县医院,治疗半月(用药不详),症状缓解出院,一月后上症复发且加重并伴头晕、周身浮肿、血压高达210/120mmHg、高烧、体温达39℃。某医院以"急性肾小球肾炎(肾病型)"收住,经用大量利尿药及激素(具体用药、用量均不详)治疗,症状逐渐加重而来我院。入院时患者周身浮肿,以眼睑、颜面及双下肢为甚,尿少800ml/d、色黄赤、头晕、恶心、纳呆、口干不欲饮、乏力、发热恶寒,大便燥结坚硬如羊粪。体查:血压180/115mmHg,一般情况较差,咽部充血,眼睑颜面浮肿,腹膨隆、腰围85cm,肝脾(−),腹水征(+),背部、腰腿部凹陷性水肿(++),双肾区无叩击痛、双下肢凹陷性水肿(+++),舌淡尖红边有瘀点、脉沉滑数无力。尿常规示:尿蛋白(++)、红细胞15～25、白细胞3～7、脓细胞3～7,颗粒管型0～1,二氧化碳结合力43.85体积/dl,尿素氮20.47mg%,肌酐3.52mg%,血浆蛋白总量3.57g%、白蛋白1.60g%、球蛋白1.97g%,血浆胆固醇总量19mg%,甘油三酯367mg%,脂蛋白938mg%;肾图示:双肾功能中度受损;眼底、心电图均正常。西医诊断为:①急性肾小球肾炎(肾病型);②肾性高血压待排。

【辨证】风邪外袭,肺气郁闭(水肿)。

【治则】宣肺解表,通调水道。

【处方】越婢汤加减。

麻　黄10g　杏　仁10g　白　术15g　生石膏30g
大　黄10g　茯　苓30g　生　姜30g　车前子20g
水煎服,每日1剂。

上方加减并配合西药对症、支持间歇予降压之品。经治疗2月余患者浮肿消退、精神佳。二便正常,食纳增加400g/d。体查:血压

150/100~80mmHg,腹平软、腹围69cm,腹水征(-)、眼睑、双下肢、背部、腰腿部水肿消失;查尿蛋白(±)、白细胞1~4,红、脓细胞消失,二氧化碳结合力40.40体积/dl,尿素氮15.7mg%,肌酐1.2mgd/L,血浆蛋白总量5.18g%,清蛋白2.68g%,球蛋白2.50g%,痊愈出院。

【分析】祖国医学认为水肿多由外感风邪、久居湿地、饮食不节、病后体虚以致肺失通调、脾失转输、肾失开阖、三焦决渎无权、膀胱气化不利、小溲不畅,水液储留溢于四肢肌表而致。本案以越婢汤为基础方,其辨证要点在于患者有明显的外感病史及主症,其病因与肺气蕴塞,郁而为热,清肃之令不行,津液不能输布有关。故以"开鬼门、洁净腑"为治疗原则,宣肺解表,通调水道。此外,在水肿治疗上历代医家多有发挥,但多以肺、脾、肾三脏论治,而对"泻"大肠、膀胱三焦重视不足,方中大黄的运用正是这种用药思路的体现。

（三）案三

李某某,女,26岁,兰州市人。

1.初诊

【主症】因感冒后浑身发热恶寒,体温38℃,浑身关节疼痛,咳嗽咽喉作痒疼痛,经用抗生素输液抗感染治疗其症未减,继而出现尿频尿急,小腹及尿道灼烧疼痛,小便肉眼血尿。已两月后自觉面部及浑身浮肿,急来医院检查,急诊尿检,红细胞满视野,脓血细胞多见,管型6,蛋白(+++),并伴有头痛,血压130/90mmHg,恶心作呕,大便干,两日未解,舌质正常,苔白厚,脉象浮数。

【辨证】风水(急性肾小球炎)。

【治则】宣肺解表,清热利尿。

【处方】越婢汤加味。

麻　黄10g　生　姜10g　茯　苓30g　生石膏30g
猪　苓30g　泽　泻10g　龙　葵30g　车前子20g
防　己20g　滑　石30g　生甘草10g

3剂,水煎服,每日3次。

2.二诊

患者3剂尽服后,前来就诊,自述小便频数,尿道烧灼疼痛连及小腹,腰困已轻,头晕浑身关节疼痛,发烧及浑身浮肿已消,大便已通。尿检提示:清透亮,红细胞已少见,管型未见,蛋白(±)。血压100/70mmHg。浑身微微有汗,咽喉疼咳嗽已可,舌质正常,脉象浮缓,原方去麻黄、生石膏,加当归20g、炒白芍20g、炒白术30g、黄芪30g,以养血固表益气,健脾为宜。

3.分析

患者因外感风寒,寒邪侵袭肌表,表邪闭郁而发热恶寒,浑身关节疼痛,咳嗽咽喉作痒疼痛,体温38℃,经抗感染治疗其症未减,继而出现尿频尿急,尿道烧灼疼痛,小便肉眼血尿,已两月余,自觉面目及浑身肿胀,急来医院门诊检查,小便检查,红细胞满视野,脓血细胞多见,颗粒管型6,尿蛋白(+++),头疼头晕,血压130/90mmHg,恶心作呕,大便干,两日未解,腰痛困。舌质正常,苔薄白,脉象浮数,证属风水。本方具有发汗散水,清宣郁热之功。临床常用于尿频尿少,浑身头面俱肿,发烧关节肌肉俱痛者。如《素问·水热穴论篇》:"肾者,至阴也,至阴者,盛水也。肺者,太阴也,少阴者,冬脉也,故其本在肾,其末在肺,皆积水也。帝曰:肾何以能聚水而生病?歧伯曰:肾者,胃之关也,关门不利,故聚水而从其类也。上下溢于皮肤,故为浮肿,浮肿者,聚水而生病也。"《金匮要略·水气病脉证并治》:"风水,脉浮身重,汗出恶风者,一身悉肿,脉浮而渴,续自汗出,无大热,越婢汤主之。"《诸病源候论·水肿病诸候》:"风水病者,由脾肾气虚弱所为也。肾劳则虚,虚则汗出,汗出逢风,风气内入,还客于肾,脾虚又不能制于水,故水散溢皮肤,又与风湿相搏,故云风水也。令人身浮肿,如裹水之状,颈脉动,时咳,按肿上,凹而不起也,骨节疼痛而恶风是也。脉浮大者,名曰风水也。"《医宗金鉴·肿胀总括》:"上肿曰风,下肿曰水,故风水之证,面与胫足同肿也。""从上肿者,多外感风邪,故宜乎发汗;从下肿者,多内生湿邪,故宜乎利水。"而古人所论与今之肾小球肾炎症是相合也,而论治者亦相同也。但所提及脾肾者多,而提及肺者少也。因风水者,所致之因是风邪,首先犯肺,因肺主诸气,主表,如表阳虚则自汗多则毛窍开,毛窍开者,不能抵御风寒之邪,侵袭表卫,郁而发热,肺失宣降之职,既不开表泄汗,又不能宣泄通调水道下属膀胱,而使水气散溢于皮肤而肿胀。故首选越婢汤加味者,是急则治其标也。而此患者是由外感风寒而致,是其病在表,故应发汗利水,清热宣肺,而用生石膏、滑石、猪苓、茯苓、泽泻在宣肺发散的基础上清热利水不伤阴。当水利肿消后即可健脾益气,兼补肾精者才可收功。因脾为肺母,故脾健则肺气足,肺气足则卫气固,外邪不可犯也,故《内经》云:"正气存内,邪不可干也。"

第三节　慢性肾小球肾炎

一、概述

慢性肾小球肾炎(chronic glomerulonephritis),简称慢性肾炎,是由多种不同病因、不同病理类型组成的一组原发性肾小球疾病。临床特点为病程长、发展缓慢,症状可轻可重,多有一个无症状尿检异常期,然后出现不同程度的水肿、蛋白尿、镜下血尿,可伴高血压和(或)氮质血症,及进行性加重的肾功能损害。

二、典型案例

(一) 案一

沈某某,男,24岁,山西人。患者有慢性肾小球肾炎病史3年。于本月前受寒后突然浑身恶寒,咽喉疼痛咳嗽,浑身关节疼痛,发烧,并出现尿频尿急,少腹宣急,腰痛,尿道刺痛,为血尿,急去医院检查:慢性肾小球肾炎急性发作。住院治疗,经用抗炎、利尿、输液治疗后血尿已减,但尿蛋白(+++),管型2~3,脓细胞2~5,血压160/90mmHg,尿量少,面部及下肢浮肿,大便干,睡眠差,多梦遗精,口干欲饮,故转入中医科住院治疗。

检查:患者面部浮肿,尿量少,24h约1000ml,色赤混浊不清,大便干,口干欲饮,血压160/90mmHg,尿蛋白(+++),管型2~3,红白细胞3～5。

1.初诊

【主症】血压175/90mmHg,面部及下肢浮肿,下肢浮肿按之凹陷不起,头晕失眠多梦,梦遗滑精,腰膝酸困无力,大便干,尿量少,舌质红,苔黄腻,脉象滑数。

【辨证】湿热内阻,三焦不畅(阳水)。

【治则】清热凉血,益气利尿。

【处方】五苓散加减。

茯　苓30g	猪　苓30g	泽　泻20g	白茅根30g
丹　皮10g	知　母10g	大　黄6g	焦黄柏10g
龙　葵30g	生　地10g	萆　薢20g	生黄芪30g
薏　米30g	车前子20g	山萸肉20g	

4剂,水煎服,每日2次。

2.二诊

患者4剂已尽服,自觉小便量增多,24h约2000ml,色淡质清,大便已软,一日一行,颜面及四肢浮肿已减轻,血压已降至140/80mmHg,口干欲饮已轻,近四日内未梦遗滑精,睡眠较前好转,头晕疲乏腰膝酸困已轻,也能起床行走,尿检:尿蛋白(+++),红细胞0～2,白细胞0～1,舌质红,苔白腻微黄,脉象滑数。

仿三仁汤意,在上方加杏仁10g、蔻仁10g,去大黄,以渗利湿热,消除蛋白尿。4剂,水煎服,每日2次。

3.三诊

【主症】患者4剂尽服,小便清畅量有增多,24h 2500ml左右,血压130/80mmHg,口已不干,大便正常,饮食有增,头晕疲乏,腰困膝软基本好转,尿检:尿蛋白(++),其余(-),舌质正常,舌苔薄白,脉象数。

【辨证】气阴亏虚,湿热内阻。

【治则】益气养阴,清热利湿。

【处方】五苓散合三仁汤加减。

| 茯　苓30g | 猪　苓30g | 泽　泻20g | 生黄芪30g |

蔻　仁10g　杏　仁10g　龙　葵30g　炒薏仁30g

知　母10g　黄　柏10g　丹　皮10g　车前子20g

草　薢20g　山萸肉20g　白茅根30g

4剂,水煎服,每日2次。本方前后加减共服20余剂,经检查各项指标均属正常而出院。

4.分析

此患者是因慢性肾小球肾炎急性发作收入住院,中医辨证属于阳水。水肿或兼有风水之因者,是因外感不正之邪气所致,在病初期,宜用解表,清热利尿,但在初期失去简单之法,而有延误病机之转化。如病在初期应用大青龙汤加茯苓、猪苓、泽泻、车前子是最佳时期,但后来病机转化,而致热邪不去,伤及肺肾,火克肺金,则上源不清,而下源湿浊不分,气化转机不利,气滞水停不化,脾失制约,膀胱气化不利,故浑身浮肿,肺火旺而助心火,故失眠多梦,命火妄动不安,而致梦遗滑精。肾者主失藏精,司二便,故小便色赤混浊不清,精失而不能润养大肠,而燥金过盛而精枯液耗,故大便干结不下,水湿浊气不降而上壅,故头晕头昏,血压升高。在此不宜用大青龙汤以"开鬼门",但宜"洁净府",洁净府者使湿浊之邪速从二便利去,使水道疏通,肠道通畅,所有郁热邪浊即可清除,使之清者升,浊者降,这是治此症之常理,至于清利之中亦有补气敛肾者是固其本也。如《诸病源候论·水肿病诸候》对水肿诸证,对其病因、症候分类及预后等,均有详细论述,其中水肿病,以"水通身浮肿,身面卒洪肿"等,为水肿病之通论,提出风水、皮水、毛水、石水、燥水、湿水是水肿病之证候分类。也有记载十水、二十四水等,乃是古病病名之诠释,如肿从脚起者为心水,是今之心源性水肿;腹大水肿者,是今之肝腹水之类,水癥是今之腹腔肿瘤之类。水蛊、水癖是今之血吸虫之类。可见古人对于水肿病认识及分类较为早,而治法各异,也提出了预后生死之见。总之肾性水肿可分急性期与慢性期及肾衰期。但在前二者可分风水、阳水、阴水。风水者宜解表发汗,清热利湿,阳水者宜用益气清热凉血,利湿去浊。阴水者宜用温阳益气、疏理三焦、利水消肿、活血化瘀,此水肿治之大法也。但应灵活对待不应局限在此之内,古人云:"用古方治今病,全凭加减。"应根据患者的体质、病因、病机等有其症者则用其法,才能取得一定的疗效。如者有蛋白尿者均可加入杏仁、蔻仁、薏米仁、萆薢等以分清降浊,消除蛋白尿,但在临床蛋白尿是极难消除的,要有一定的时间与过程才能恢复其脏腑调节之功能。

(二)案二

陈某某,男,30岁,天水市人。患者因肾炎,浑身头面部俱肿,头晕浑身疲乏无力,面色苍白,气喘不能平卧,血压180/100mmHg,尿蛋白(++);管型8~10,血尿素氮40mg,24h小便约100ml,被诊断为:慢性肾炎,尿毒症。

1.初诊

【主症】大便干燥,全身皮肤发痒,恶心纳差,恶寒四肢发凉,如平卧数小时水肿即可上至头面,双目难睁,半卧位数小时后水肿可从头面降至下颌以下,每天早晨口腔有异味。舌质淡胖大,脉象沉细无力。

【辨证】阳虚水停。

【治则】温阳利水,调和三焦。

【处方】自拟方。

生 芪30g	茯 苓30g	猪苓30g	大腹皮10g
泽 泻20g	柴 胡10g	桂枝10g	车前子20g
当 归20g	白 芍30g	木香10g	制附子6g(先煎)

大 黄6g

4剂,开水煎服,每日2次。

2.二诊

患者服药后,小便有所增加,大便稀,一日3次,腹胀及水肿稍有减轻,恶心纳差已轻,也欲纳食,双目能睁,血压170/100mmHg,舌质淡胖嫩,脉象沉细。原方加炒薏米仁30g、蔻仁10g、杏仁10g,4剂,水煎服,每日2次。

3.三诊

患者前4剂尽服,小便大增,尿量24h大约1000ml,面部及腹部四肢浮肿大减,大便稀,一日4次,自觉精神好转,头目眩晕已轻,食欲有增,尿蛋白(+++),其余(-),舌质淡,脉象沉。原方加水蛭10g,4剂,水煎服,每日2次。

本方前后加减治疗三月有余,经过血、尿等各项检查均已正常,水肿全消,精神恢复,血压平稳而出院,每年来医院复查一次均正常,现已30余年病未复发。

4.分析

患者慢性肾炎高度水肿,由天水某医院转入我科治疗。检查:血浆蛋白低于正常,血尿素氮,肌酐均增高,尿量少,24h大约100ml,静脉点滴速尿200mg,尿量不增,头面、浑身及四肢高度水肿,阴囊水肿发亮如两个拳头大小,血压高,舌质淡胖滑嫩,脉象沉细。证属中医阴水,治以温阳行气,调和三焦。患者久病,正气虚而阳气衰,湿阻水道水不化气,故小便量少,头面浑身及四肢高度浮肿,治此案者不能单纯治肾,因为中医认为人身之水液代谢与肾有关,因肾主藏精主水,是阴阳水火同居之处,但是水液代谢还要靠肺、脾、肾、膀胱、三焦的共同协调才能使水液代谢正常。一脏或者一腑的功能失调均能造成人体水液代谢失常而引起水肿,如少阴君火,居于胸中,像太阳日照当空万物滋生,肾主水与命门之火同居,脾居中洲为土,肺主气与三焦能布云施雨,正如《素问·阴阳应象大论》所说:"故清阳为天,浊阴为地,天气上升为云,地气下降为雨,雨出地气,云出天气。清阳出上窍,浊阴出下窍,清阳发腠理,浊阴走五脏,清阳实四肢,浊阴归六腑。"又如《素问·经脉别论》云:"饮入于胃,游溢精气,上输于脾,脾气散精,上归于肺,通调水道下属膀胱,水精四布,五经并行。合于四时五脏阴阳,揆度以为常也。"这就说明了人体之气化水液代谢是一个整体,某一脏某一腑功能失调都能造成此证。而治水肿之证单一的治肾是不可取的。此证从治法与处方组成也不难看出立法之严谨,处方用药之得当,取得如此奇效是较为少见的。黄芪、茯苓健脾补肺气,使肺之宣化之气足,而水道通,桂枝、制附片温阳补肾使之气化成,水从下窍而出,加之茯苓、猪苓、泽泻、车前子以渗湿利水消肿,当归、白芍、大黄活血化瘀,大腹皮、木香使气行则水亦行,加炒

94

薏米仁、杏仁、蔻仁,健脾利湿,宣肺和胃,水蛭能去瘀生新,能修复肾小球基底膜而利水,柴胡通利三焦则气必行。此方可谓备至。《素问·汤液醪醴论》"平治于权衡,去菀陈莝,微动四极,温衣,缪刺其处,以复其形。开鬼门,洁净府,精以时服,五阳已布,疏涤五脏,故精自生,形自盛,骨肉相保,巨气乃平"。而治阴水,慢性者既有阳气虚的一面又有气衰血瘀之证,故有"去菀陈莝"、"温衣"。肾之瘀血者非活血化瘀则血流不能逆,血之氮毒不能除。"温衣"使阳气渐渐传布,使形体恢复起来。微动四极,使阳气畅达,水液代谢流通,小便自通利,待到五脏阳气输布了,五脏积郁之水也就荡涤了,人体之精气自然会产生,形体自然会强壮,骨骼和肌肉也就会相辅相成,气郁困之内的情况自然就消除了。如《金匮要略·水气病脉证并治》"肾水者,其腹大,脐肿腰痛,不得溺,阴下湿如牛鼻上汗,其足逆冷,面反瘦"。朱丹溪首先提出治水肿者应分阴水、阳水进行辨证施治,使之繁多复杂的分类方法简约,非常切合临床应用。

第四节　过敏性紫癜肾炎

一、概述

过敏性紫癜(anaphylactoid purpura)也称为出血性毛细血管中毒症,是一种毛细血管变态反应性出血性疾病,可能与血管的自体免疫损伤有关。临床上30%~70%患者有一过性血尿及明显的临床肾炎表现。肾脏活检几乎所有患者的肾脏均有不同程度病变。病理上以坏死性小血管炎为基本病变,伴IgA免疫球蛋白复合物沉着于肾小球系膜区及内皮下。临床上将过敏性紫癜所引起的肾脏损害称为过敏性紫癜肾炎。

二、典型案例

崔某某,男,6岁,兰州市人。患儿因早餐食蛋炒饭后不久,腹部疼痛难忍,随之恶心欲便,便出鲜红色血样便,小便色红,四肢及躯干皮下有较多出血斑点。以急诊收住小儿科。诊断为混合性,过敏性紫癜性肾炎,除西医按治过敏性紫癜性肾炎给以治疗外,特请中医会诊治疗。

(一)初诊

【主症】视其面及皮肤潮红,皮下有出血斑点,烦躁不安,恶心欲吐,腹部肠鸣,大便鲜血较多,小便肉眼血尿,舌质红少津,脉象数。

【辨证】阴虚血热,迫血妄行。

【治则】滋阴降火,凉血止血。

【处方】自拟方。

焦黄连2g	焦黄柏3g	焦黄芩3g	生熟地炭各6g
丹 皮3g	紫珠草20g	紫草根20g	焦柏叶6g
龙 葵20g	灶心土10g	白茅根30g	生甘草6g

3剂,水煎服,每日4次。

(二)二诊

患儿3剂尽服,大便出血已止,恶心及腹痛已轻,肉眼血尿无,但尿检:红细胞(+++),蛋白(++),四肢及躯干皮下出血斑色淡,未发现新的出血斑,舌质红有津,脉象细数。再拟前方加生芪20g、焦当归6g、焦白芍6g、白茅根20g、猪苓20g、泽泻10g,去灶心土、柏叶。3剂,水煎服,每日3次。

(三)三诊

患儿3剂尽服,恶心腹痛已消,大便稀镜检潜血(-),小便镜检:红细胞2~4,蛋白(+),四肢及躯干皮下出血斑已基本消退,舌质正常稍红,脉象细数。调如下:生芪30g、茯苓20g、猪苓20g、泽泻6g、丹皮6g、炒苡米仁30g、蔻仁10g、杏仁10g、紫珠草30g、紫草10g、白术10g、生地6g。

6剂,水煎服,每日3次。患儿在本方的基础上加减共服40剂而治愈。现已30余岁身体健壮。

(四)分析

过敏性紫癜肾病,属于祖国医学之肌衄之类,古籍记载如《灵枢·百病始生》云"阳络伤，则血外溢，血外溢则衄血"。其中可包括齿衄、耳衄、目衄、鼻衄、舌衄、肌衄等。如《正治要诀·诸血门》指出"血从毛孔而出，名曰肌衄"。此种病多见于小儿时期与某种食物过敏有关，或与本身免疫功能低下有关，肾脏组织中血管炎性损害是过敏性紫癜性肾炎最为常见的病理表现，血管损伤与肾的病理损害密切相关。患儿因食炒鸡蛋后突然恶心呕吐，胃及腹部疼痛难忍，随即大便带有大量鲜红色血，即到医院住院检查，除上述症状外，除四肢及躯干皮下有大量的出血斑点，即诊断为过敏性紫癜性肾炎，西医除抗感染、抗过敏、止血等治法外，特请求中医会诊治疗，四肢及躯干皮下有大量的出血斑点外，面部潮红、口干欲饮，烦躁不安，舌质红少津，脉象数，证属肌衄。祖国医学认为少阴属心肾，是一水一火，一上一下，而水火相济，阴阳气血升降才能平衡，如素日心火较为旺盛，易于下移热于小肠，小肠经与足太阳膀胱经之相连，如心火独盛、口渴面赤、心脑烦热、意欲冷饮，或心移热于小肠、口舌生疮、小便赤涩、尿道刺痛等也就说明了小肠、肾、膀胱之所联系。脾胃之关系，因脾为统摄血液之脏，与胃相为表里，胃阳明又为多血多气之脏，首先是"食气入胃浊气归心，淫精于脉，脉气流经，经气归肺，肺朝百脉，输精于皮毛。毛脉合精，行气于腑"。就是说此患儿不单纯是肾脏血管受到损害，而胃肠之毛细血管同样累及受害。所以除尿血之外还有腹疼胃肠道反应较大。这属于过敏性紫癜性肾病混合型之类。故治法以清泄荡涤阳明胃实热，凉血降逆为主，如大黄炭、焦黄芩、焦柏叶、灶心土（又名伏龙肝），均能入阳明胃腑有降气凉血，清热止血，荡涤胃府，推陈致新之作用，生熟地炭、丹皮、紫珠草、紫草根、龙葵，清热凉血止血解毒，白茅根清热利尿止血。此方加减在临床应用得心应手。如唐容川先生云"何以言火即化血哉？血色，火赤之色也。火者，心之所主，化生血液以濡周身。火为阳而生血之阴，即赖阴血以养火，故火不止矣，而血液下注，内藏于肝，寄于血海，由冲、任、带三脉行达周身，以温养肢体"。"失血家往往水肿，瘀血化水亦发水肿，是血病而兼水也。盖下焦，血海膀胱同居一地，在上焦，则肺主水道，心主血脉，又并域而居，在躯壳外，则汗出皮毛，血行经脉,亦相倚而行,一阴一阳互相维系。况且运血者即是气,宗气者即是血。气为阳,气盛即为火盛,血为阴,血虚即是水虚。人必深明此理,而后治血理气,调和阴阳,可以左右逢源"。又曰"血生于心火而下藏于肝,气生于肾水而上注于肺,其间运上下者,脾也。水火二脏,皆系先天,人之初始,以先天生后天,人之既育,以后天生先天,故水火二脏,全赖于脾"。而容川先生所论述至精至要,为后世调气治水治血已开先河也。故治此案者急则治其标,滋阴降火,凉血止血;缓则治其本,益气健脾扶正,摄血为主。

近几年来儿科患过敏性紫癜性肾病者日益增多,这与现代的水液、食物等都有一定的关系。但更重要的是与小儿自身的免疫功能差有关系。从治疗原则上讲首先是抗感染、抗过敏、改善血管通透性,用药以扶正益气,滋阴降火,凉血止血为主,在此基础可因证、因病、因人而加减应用。

第六章　妇产科危重疑难病

第一节　多囊卵巢综合征

一、概述

多囊卵巢综合征(PCOS)是一种卵巢增大并含有很多充满液体的小囊,雄激素水平增高、不能排卵的内分泌疾病。病因尚不清楚。一般认为与下丘脑-垂体-卵巢轴功能失常、肾上腺功能紊乱、遗传、代谢等因素有关。多囊卵巢综合征是生育年龄妇女常见的一种复杂的疾病,其临床主要特征是雄激素过多和持续不排卵。中医辨证与西医辨病结合,临床疗效尚可。

二、典型案例

高某某,女,26岁,北京人。

(一)初诊

【主症】已婚三年未孕,平时月经量少,约三日尽,平时小腹发凉恶寒,经期加重,小腹恶寒疼痛连及少腹两侧,经血暗有血块,经后白带量多伴腰酸困痛,二便正常,舌质淡,苔薄白,脉象沉涩。B超检查示:双侧卵巢多囊样改变,未见优势卵泡。

【辨证】寒凝气滞,肝失疏泄。

【治则】疏肝行气,暖宫散寒。

【处方】疏肝暖宫汤(自拟方)。

柴　　胡10g	桂　　枝10g	当　　归20g	炒白芍30g
丹　　皮10g	熟　　地20g	茯　　苓30g	炒山药30g
黄　　精30g	香　　附10g	皂　　刺20g	巴戟肉10g
台　　乌10g	炙甘草10g	川楝子10g	菟丝子10g

7剂,水煎服,每日2次。

(二) 二诊

患者自觉服前方后,小腹恶寒已轻,少腹已经有温和感觉,腰酸困已经有所减轻,白带已少,舌质淡,苔薄白,脉象沉,前方加细辛6g、艾叶10g,以温经散寒,温通经脉,温暖子宫。

(三) 三诊

患者本次月经来潮量已经大增,小腹已温未痛,月经血色正常,腰及少腹两侧疼痛未作,经后白带量中等,在排卵期有淡黄色液体排出,舌质正常,苔薄白,脉象尺浮滑。原方加炙仙灵脾30g,以温补肝肾二脏。此方大概服用达半年之余,自述已怀孕,后产下一男孩,身体健壮。

(四) 分析

多囊卵巢者应属于原发性不孕症范畴内,但祖国医学并无此诊断与病名,应该属于经闭、月经量少、或崩漏之类,从症状看是月经不调。从经络脏腑辨证是属于肝肾亏虚、气血不调,从经络辨证是冲、任、督脉虚损所致,因督脉总司一身之阳气,任脉主血海,为一身阴之总司,此二脉均与肝、肾、脑有着密切的联系。其症有气滞血瘀,寒热而致,月经失调。人之经脉脏腑以通为顺,如《素问·五脏别论》"脑、髓、骨、脉、胆、女子胞,此六者,地气之所生也,皆藏于阴而象于地,故藏而不泻,名曰奇恒之腑。夫胃、大肠、小肠、三焦、膀胱,此五者,天气之所生也。其气象天,故泻而不藏。此受五脏浊气,名曰传化之腑,此不能久留,输泻者也"。其实五脏六腑之功能既藏又泻焉有只藏不泻之理者,五脏者藏精气,六腑者泻浊物。因人之脏腑均以动为主,如有一脏不动则疾病生焉,因五脏六腑既藏血亦藏气,如"胃者水谷之海,六腑之大源也。五味入口,藏于胃以养五脏气,气口亦太阴也,是以五脏六腑之气味,皆出于胃,变见于气口。故五气入鼻,藏于心肺,心肺有病,而鼻为之不利也,凡治病必察其下,适其脉,观其志意,与其病也。"而此案确诊为多囊卵巢者,卵巢多囊不能产卵及排卵,是用疏肝补肾、温阳活血、化瘀通络之法,而治怀孕者是也。而中医治疗不单纯的看一脏一腑而治,因人身是一整体,是和阴阳调气血,通经脉,使阴阳气血达到平衡,畅达为主要目的。

第二节　不　孕　症

一、概述

不孕症是指以育龄期女子婚后或末次妊娠后,夫妇同居两年以上,男方生殖功能正常,未避孕而不受孕为主要表现的疾病。婚后两年从未受孕者称为原性不孕;曾有过生育或流产,又连续两年以上不孕者,称为继发性不孕。绝对性不孕系指夫妇双方不论是哪方有先天性或后天性的严重解剖学上的异常或生理性缺陷,不论采用何种方法治疗均无法矫治成功,而致不孕的一种临床征象,如先天性无子宫。相对性不孕系指造成受孕困难的某种病因降低了生育能力,致使患者暂时不能受孕,但通过治疗仍能受孕,如子宫发育不良等。

二、典型案例

(一)案一

丁某某,女,27岁,兰州市人。

【主症】已婚4年余未孕。婚后月经量少约两日尽,而后推迟一周余,经血色淡,无血块,头晕,浑身疲乏无力,腰困,双腿发软,白带量较多,小腹恶寒冰冷,经后小腹疼痛隐隐而作,纳差,大便溏稀,小便清长,睡眠不实,多梦频作,舌质淡,苔薄白,脉象沉细,人中沟扁平(人中沟扁平型),沟梗不明显,妇科检查诊断为原发性不孕症(子宫发育不全)。

【辨证】肝肾两虚,胞宫未充。

【治则】健肝补肾,温补冲任。

【处方】健肝补肾启宫汤(自拟方)。

黄　芪30g	红　参40g	茯　苓20g	炒白术20g
当　归10g	川　芎10g	桂　枝10g	炒白芍20g
细　辛6g	熟　地10g	香　附10g	巴戟肉10g
砂　仁10g	苏　梗6g	菟丝子10g	鸡血藤30g
淮牛膝20g	炙甘草10g		

7剂,水煎服,2次/d,黄酒为引,与药同服。

患者在本方的基础上加炙仙灵脾30g、紫石英20g,共服半年有余怀孕,足月已产一男孩,健壮。

【分析】此患者经西医妇科检查为原发性不孕症,幼稚子宫,是宫体发育较小,而月经来潮时量少,小腹胀痛,冰冷恶寒,浑身疲乏无力,纳差,大便溏稀,脉象沉细,为肝肾两虚,故婚后久不受孕成胎。血海与膀胱并列于脐下,是为悬空之腑,其气相通,全赖于肾气充溢于其间,其胞宫如肾阳不足,子宫发育不全而小者不能充养,冲脉不利向右倒,任脉不通向左倾,肾脉涩滞向后倒,病位虽在胞宫,而根在于肾。治幼稚子宫或后倒者,若不补肾气,健肺脾气,疏理肝气,撑前宽后,调通冲任以和阴阳,如何能治。《产宫》云:"腰为肾之外府,肾司开合,又主骨髓,为作强之宫,与膀胱相为表里。"少阴精气虚,不能灌溉督脉则腰酸而痛,少阴阳气虚弱不能温通其腑,则子宫小或发育不全。而西医妇科检查可谓详细矣,但在治疗上不分脏腑经络,不察虚实寒热是知其然,而不知其所以然,故自拟健脾补肾启宫汤,是以健脾培土,脾土旺则万物旺,土能载万物亦能生万物,脾土旺则阳明健,而血海隶于阳明,血海充则冲任旺,冲任旺则肾脉强,而此之脉者,同源于胞宫,三脉得精血充养者,子宫焉能有不发育之理。肾与胞宫相连,而精血充满则肾气才能健壮,才能行作强之势。作强者是肾间动气,是命门之间一点真火,有火才能肾间动气,才能生精化物,这也是宇宙间一切物理常识。故经云:"阴生阳,阴成形,阳化气。"故前方中是阴阳并治,以健肝补肾温阳为主。用人参、黄芪、白术、茯苓、菟丝子、巴戟肉、仙灵脾、桂枝及细辛重在健脾兼以补肾温阳,当归、白芍、川芎活血理血合补肾之品,达到精血旺则冲任肾之脉通畅,而能充养胞宫。故张景岳云:"善治精者,能使精中生气,善治气者,能使气中生精。"也是实由《内经》"从阳引阴,从阴引阳"之法发挥而来。而阴阳互根,精气互生,故张氏又提出"善补阳者,必于阴中求阳,则阳得阴助而生化无穷。善补阴者,必于阳中求阴,则阴得阳升而泉源不竭"。而厚朴、老苏梗、大腹皮、淮牛膝、香附及炒枳壳等均能行气,扩宫放松平滑肌,能使子宫发展壮大。此方一般在月经不调、腰腹疼痛或月经前后不定,不用加减多服为妙。故先父经常说,黄芪、人参、当归为君者是取其气血双补,川芎能活血理血,促进血液循环,以桂枝调和营卫,厚朴从后撑,枳壳从前扩,苏梗能放松子宫平滑肌,淮牛膝补肾强肾脉,以气血充实子宫,大腹皮放松腹直肌,如行经时,腹痛有血块者,可加桃仁10g、元胡10g、川楝子10g、台乌10g,以加强行气活血,通络之作用。

（二）案二

王某某,女,25岁,秦安县人。

【主症】已婚四年不孕,婚后月经量少,后推一周余。已婚四年余未孕,每次月经来潮量少,有血块,色暗,约两日尽,后推约一周,小腹两侧胀痛连及后腰部,有时加重时连及大腿内侧抽痛,经血有块,平时白带较多,小腹发凉,头晕,心情烦躁不安,睡眠差,多梦,二便正常,经妇科造影检查,双侧输卵管不通,舌质正常,苔薄白,脉象沉涩,人中沟两侧梗线弯曲不直。

【辨证】气滞血瘀,瘀阻胞络。

【治则】行气化瘀,活血通络。

【处方】化瘀通络汤(自拟方)。

柴　胡10g	桂　枝10g	茯　苓30g	生黄芪30g
当　归20g	赤　芍30g	桃　仁10g	川楝子10g
红　花10g	台　乌10g	橘　核10g	皂角刺20g
香　附10g	蜈　蚣3条	生甘草10g	

7剂,水煎服,2次/d,饭后2h服用。

本方化载加减应用连服三月后造影提示：双侧输卵管已通畅,大概一年后怀孕。

【分析】患者婚后四年未孕,月经量少,来潮时小腹两侧胀痛连及后腰,经血色暗,有块,加重时连及两大腿内侧抽痛不已,平时白带量多,小腹发凉,头晕,心情烦躁不安,睡眠差,多梦等。肝主疏泄,性喜条达,肝之经脉起于足大趾毫毛部,沿着足跗背部向上,经过内踝前一寸处,向上至内踝上八寸处交出于足太阴经的后面,上行膝内侧,沿着股内侧,进入阴毛中,绕过阴部,上达小腹,挟着胃旁,属于肝脏,联络胆腑,向上通过横膈,分布于胁肋,沿着喉咙的后面,向上进入鼻咽部,连接于目系(眼球连系于脑部位),向上出前额,与督脉会合于巅顶。这是肝经循行之路线,如肝之疏泄不畅,则肾气不通,精血不能充养胞宫,而瘀浊积滞,少腹为肝经所过之处,所谓瘀浊者既血瘀亦有湿痰所阻,所谓肾道者以通畅为宜。因瘀血痰浊,阻塞冲任、胞宫而致气机不畅,所产之卵难以排出,焉能怀孕。而自拟化瘀活血通络汤,是以柴胡、桂枝、黄芪、茯苓以疏肝调和肝脾,当归、白芍、川芎、桃仁、红花能使瘀滞之血和畅,川楝子、台乌、橘核、皂角刺、香附及蜈蚣以通肝肾之气,使精血通畅,管腔通畅,而卵子可按时排出。如阳阴交合故能受孕怀胎,此方在临床中是行之有效之处方,在应用时还要根据具体症状加减灵活应用。

（三）案三

郭某某,女,38岁,永登县人。

1.初诊

【主症】已婚三年余未孕。患者体质肥胖,80kg之多,月经周期正常,经量中等,质黏稠,色淡,无块,白带量多,无异味,头晕,四肢乏困无力,浑身沉重,胸闷、气短,经后面部及下肢浮肿,嗜睡,多梦,纳差,脘腹胀满,大便溏稀,腰困,恶寒(人中沟扁平两边沟梗不直型)。妇科诊断为原发性不孕症(子宫发育不良)。

【辨证】痰湿内阻,胞络不通。

【治则】燥湿化痰,行气通络。

【处方】驱脂育孕汤。

厚　朴10g	当　归20g	赤　芍30g	大麦芽30g
茯　苓30g	芒　硝3g	艾　叶10g	炒大黄6g
陈　皮10g	通　草3g	枳　实10g	川楝子10g
山楂籽30g	皂角炭6g	菟丝子10g	制半夏10g

7剂,水煎服,空腹,2次/d,每在经后第三日服用为宜。

2.二诊

【主症】前方患者大约服用四个多月体重大减至60kg,明显自觉浑身已轻松,四肢无力、沉重疲乏及头晕均可,白带已少,月经量有增,妇科检查提示:子宫发育良好。

【辨证】肝郁脾虚,痰湿内阻。

【治则】疏肝健脾,化痰通络。

【处方】逍遥散合二陈汤加味。

柴　胡10g	茯　苓30g	当　归20g	炒白术20g
赤　芍30g	陈　皮10g	细　辛6g	山楂籽30g
香　附10g	台　乌10g	艾　叶10g	制半夏10g
川楝子10g	生甘草10g		

7剂,水煎服,2次/d,饭后2h服用。

本方患者服三月后已怀孕,经妇科检查提示各项检查指标正常。

【分析】患者素体肥胖,而胖人多痰湿。《景岳全书》曰:"痰之生化无不在脾,而痰之本无不在肾。"患者脾肾素虚,水湿难化,聚湿成痰,痰阻冲任胞宫,气机不畅,经行推后而停闭,痰阻冲任,脂膜壅塞,遮隔子宫,不能受精成胎而不孕,胸闷气短,白带时下而量多,气滞则血瘀,瘀痰互结于冲任,胞宫不能萌发启动氤氲乐育之气而致不孕。傅青主认为:"妇人有身体肥胖,痰涎甚多,不能受孕者,人以为气虚之故,谁知是湿痰盛之故乎,夫湿从下受,乃言外邪之湿也。而肥胖之湿,实非外邪,乃土之内启也,然脾土既病,不能分化水谷,以养四肢,而其身躯瘦弱,何以能肥胖乎,不知湿盛者多肥胖,肥胖者多气虚,气虚者多痰涎,外似健壮,而内实虚损。内虚则气必衰,气衰则不能行水,而湿停于肠胃之间,不能化精而化涎矣。夫脾本为土,又因痰多,愈加其湿。脾不能受热,必津润于胎,日积月累,则胞胎衰变成汪洋之水窟矣。且肥胖之妇,内肉必满,遮隔子宫,不能受精,此必然之势矣。况又加以水湿之盛,即男子甚健,阳精直达子宫,而其水势滔滔,泛滥亏谓,亦遂化精成水矣,又何能妊哉。治法必须以泄水化痰为重,然徒泄水化痰,而不急补脾胃之气,则阳气不旺,湿痰不去,人先病矣。"故此案后期以逍遥散合二陈者是取其意也。而方中大黄、枳实、厚朴、芒硝、大麦芽是以通腑驱脂,当归、赤芍、山楂籽、皂角炭、川楝子以活血通络,茯苓、白术、制半夏、陈皮以健脾除湿化痰,艾叶、菟丝子温肾暖宫,通阳化浊。而肥胖者多痰湿,湿痰重者能壅塞九窍经络脏腑,而胞宫者为奇恒之腑,有藏有泻,如痰湿油脂过盛,势必壅塞胞宫及卵巢输卵管,影响卵子按时排出,故不能怀孕成胎。

(四)案四

杨某某,女,29岁,临洮县人。

1.初诊

【主症】已婚三年未孕,月经量少,约两日尽,后推约一周。已婚三年与夫同居未孕,小腹恶寒,经水来潮时小腹恶寒疼痛加重,色黑,有块,头疼、头晕,脘腹胀满,大便溏,作呕,吐涎沫,腰膝酸软,浑身疲乏无力,小腹冷痛得温则减,小便清长,白带量多清稀,且有性冷淡,在性交时丈夫自觉其妻阴道内作凉没有温热感,经妇科检查诊断为原发性不孕症,幼稚子宫并后倒,遂经胎盘组织注射等治疗并未有其效,经妇科医师建议去找中医治疗,舌质淡,苔薄白,脉象沉细迟,以尺为沉而无力。人中沟扁平型。

【辨证】肾虚气弱,寒阻胞络。

【治则】补肾益气,温养冲任。

【处方】补肾毓麟汤。

生黄芪30g	红 参20g	炒草果30g	当 归20g
炒白芍20g	川 芎10g	菟丝子10g	茯 苓20g
茺蔚子10g	熟 地10g	炒枳壳6g	厚 朴6g

制附片6g　　香　附10g　　鹿角胶10g　　细　辛6g

淮牛膝20g　　炙甘草10g

7剂,开水先煎制附片,30min后纳诸药共煎30min,2次/d,饭后服用。

2.二诊

患者服用本方20余剂时自觉小腹恶寒冰冷已可,本次月经来潮时量有增多,血块已少,约四日尽,浑身疲乏,腰膝酸软已轻,白带量已少,大便已成形,小便可,更可奇处是男子自觉同床时其妇阴道内已温和,而女者也有性欲之要求。舌质正常,苔薄白,脉象沉而有力,原方加炙仙灵脾30g,煎服法同前,大约用本方加减服用半年,怀孕成胎。

3.分析

患者因先天不足,肾气未充,冲任虚衰,不能摄精成孕,肾阳不足,月经量少,故久婚未孕,肾气虚,冲任不调,血海失司,故月经量少经血色淡,质清稀,腰膝酸困,头晕,浑身疲乏无力,小腹恶寒冰冷,阴道作凉不温,性欲淡漠等,而此方是治妇女因肾阳虚,火源不足所致之子宫寒凝阻滞胞络,冲任之精血不能达于子宫,充养子宫而致子宫发育不良(幼稚子宫),是以温补肾阳,驱寒通络,温暖子宫,冲任之精血得以充养子宫,而子宫得以充养者全赖于冲任督三脉也。如肾阳足者,能使天癸充,则血海满,天癸血海充者胞胎则自能起动,而制附子、鹿角胶即补肾而温阳散寒,小腹冷痛自消,又有血肉有情之品,其补精血更强,肾主藏精,而天癸精血充足,胞宫得启,幼稚子宫焉有不生长之理。

（五）案五

金某某,女,29岁,兰州市人。

1.初诊

【主症】婚后曾流产两胎后已六年未孕。月经量少,经期后推约一周,经水来潮前小腹及小腹两侧胀痛连及两侧乳房,经血色暗,有块,欲行则难通,腰腿酸痛连及大腿内侧抽痛难忍,经期约四天尽,经后白带量多,经妇科检查为继发性不孕症,双侧输卵管不通,舌质暗,两边有瘀点,脉象沉涩。人中沟扁斜沟梗不直型。曾用通输卵管及造影通而未孕又不通。

【辨证】瘀阻胞络。

【治则】通瘀通管,调经助孕。

【处方】逐瘀通管调经汤(自拟方)。

柴　胡10g	桂　枝10g	茯　苓30g	白芥子10g
赤　芍30g	红　花10g	桃　仁10g	皂角刺10g
细　辛6g	通　草3g	台　乌10g	川楝子10g
当　归20g	蜈　蚣3条	香　附10g	生甘草10g

7剂,水煎服,2次/d,饭后2h服用。

2.二诊

患者服此方后自觉经水来潮及经期小腹两侧胀痛已轻,经血较前始有通畅,色较前红,血块已小且量少,本次经期约五日尽,舌质暗,苔薄白,脉象沉涩。看来此方已中症,原方加川芎10g,继服。此方大约服用四月有余怀孕。

3.分析

此患者因流产两胎后已六年不孕,遂经妇科多次治疗但其效不佳,曾在妇科行通输卵管术后提示已通,但还是不孕,是当时通,此后因感染而又阻塞、粘连不能排卵,中医认为其病因是瘀浊内阻,阻滞冲任胞络。由于瘀浊阻滞,冲任失调不通,而不通者则行经前小腹及少腹两侧胀痛难忍,连及后腰髋部,经血量少,色暗有块,经后白带增多。而中医本无输卵管之名,而输卵管是属何经?何脏何腑?何络?中医认为是属于冲任二脉。在生理上任脉能总任一身之阴经,故又称阴脉为"血海",与妇人月经、妊娠有关,故有"任主胎胞"之说。冲脉是总领诸经气血的要冲,能调节十二经脉之血,故又称为"十二经脉之海",因冲脉与妇人月经有密切的关系,故又称为"血海"。因冲任二脉均起于胞中,故成为妇女调经、怀孕、生育的主要经脉。而此患者是因人流两次,刮宫造成感染是实再难免,还因输卵管造影通管等造成感染的机会太多。而非逐瘀通管行经者实难怀孕成胎。本方能使阻塞输卵管之瘀浊消散,势必用行气活血通络逐瘀之法。

自拟方名为逐瘀通管调经汤,是以活血化瘀通畅输卵管兼以调经,对于妇女因瘀浊阻塞输卵管而不能受孕怀胎者用此方加减,临床用之十分有效。本方能达到通瘀化浊,活血理血行气,兼通胞络之脉,使不通者通,如瘀浊之荡,管腔通畅焉有不怀孕之理乎?盖妇人生一胎后,再不生育,月经来潮时腹先胀后小腹两侧及两股疼痛,用手按之则疼痛似有肿物发硬,按之则疼痛引阴道,行走时疼痛加重,是多因月经期不慎,多食生冷油腻之品,或房事过度而致湿热之浊邪塞闭络隧,累及肝肾,伤及脾胃,白带不时而下,腰困酸痛,经血中混有白物如鱼脑者,宜通络经血排除恶浊为主,常用方如当归芍药汤加减。

(六)案六

马某某,女,30岁,银川市人。

【主症】已婚数年未孕,经期正常,经血量少,四至五日尽,来潮时小腹胀,胃纳差,大便溏稀,头晕,浑身疲乏无力,白带量多,腰困两膝发软,四肢末梢不温,恶寒得热则温,舌质淡,苔薄白,脉象沉细而迟。妇科检查提示卵巢功能早衰、无黄体征。人中沟浅窄型。

【辨证】脾肾两虚。

【治则】健脾温补肾阳。

【处方】甲乙化土汤(自拟方)。

酒白芍30g　酒当归20g　炒山药30g　炒莲肉30g
菟丝子10g　炒枳壳6g　巴戟肉20g　紫蔻仁10g
艾　叶10g　厚　朴6g　红　参20g　细　辛6g
炙甘草10g

7剂,水煎服,2次/d。

【分析】此方之功在于健脾能使土旺,而肾气则能足,肾气足者精才能生,肾气得精才能生长。而"黄体"者是女子精血所化之物,无"黄体"者是精血不足,难受孕成胎。此方患者长期服大约时过一年有余所孕怀胎,至足月分娩。患者已婚数年不孕,经血量少,浑身疲乏无力,纳差,大便溏稀,白带量多,腰膝酸困无力,四肢末梢不温,得热则温,舌质淡,苔薄白,脉象沉细而迟。证属脾肾两虚。妇科诊断为"无黄体征"。祖国医学中无"黄体"之说，但《产宝》曰："五黄不中，稼合不束。"脾胃为中央戊己土，其色黄，其性温，而恶湿，湿聚中洲，久则伤之脾胃，而脾土衰退则纳差，而大便溏。湿者，水火相交之气，燥者水火不交之气，土过燥则不出物，过湿已不能生物，此案是湿伤脾阳，中土虚弱不能生育，如唐容川曰："妇人月经尽四至七天，有透明黄色汁流出者，此为土旺而生物正受孕之时也。"这说明黄体不足而应健脾温土补肾，故自拟甲乙化土汤加减治疗。而"人中沟浅窄型"是也说明督脉之气虚不足不能温养冲任矣。

　　不孕症是一种常见症，也是一种多发症，其病因病机较为复杂，治疗成孕者也较为难。在现实社会中已有男女不孕者较为多见，如《诸病源候论·无子论》曰"然妇人挟病无子，皆由劳伤气血，冷热不调，而受风寒，客于子宫，致使胞内生病，或月经闭塞，或崩血带下，致阴阳之气不和，经血之行乘候，故无子也"。《诸氏遗书·求嗣》曰："合男女必当其年，男虽十六而精通，必三十而娶，女虽十四而天癸至，必二十而嫁，皆欲阴阳气血实而交合，则交而孕，孕而育，育而为子坚壮强寿。"而巢氏则强调女人如身患疾病，劳伤气血。风寒客于子宫，或月经不调，崩漏带下，阴阳之气不和者难以受孕成胎。《圣济总录》则强调冲任不足，肾气虚寒难以受孕成胎。《诸氏遗书》则强调男女交合以年龄为主，男三十，女二十皆欲阴阳气血实而交合，交则受孕成胎，而且所生男女身体健壮长寿。这三者的观点结合起来看，首先男女要健康，年龄要成熟，男女年龄要相当，才能生育有健壮之子女，这应可以说明我国之优生优育之方规。而提倡男女成婚必须是年龄要成熟，如女子二十一岁前而天癸之水充盈，元阴元阳并旺，婚后即育成孕矣，或有十七八岁初潮，十六七岁结婚，甚至有未初潮而先婚者，元阴元阳未足，冲任天癸未充，子宫发育不全，肾气不充，比如初萌之芽，受其摧残，子宫瘀浊、寒冷壅塞，不能成胎怀孕者并不少见。人体之气血，内而脏腑，外而阴阳表里经络，如环无端，一旦受到障碍而影响自然生理，由是而发病矣。故《产宝》云："血阻经络，不能循经，时时漏下，气滞经络，时时作痛。"这在临床确实有参考价值，不过一般月经不调者，对生育影响不太大。

第三节　胎毒症

一、概述

胎毒是指发病与妊期期间母体的热毒有关的某些婴幼儿疾病，属中医病名，如疮疖、痘疹等。胎毒记载最早见于清·陈复正的《幼幼集成》："凡胎毒之发，如虫疥、流丹、湿疮、痈疖、结核、重舌木舌、鹅口疮，与夫胎热、胎寒、胎搐、胎黄是也。"西医认为，胎毒不存在，一些被认为是胎毒的疾病实际是新生儿湿疹、黄疸、肠胃等疾病。

二、典型案例

（一）案一

海某某，女，37岁，临夏市人。

1.初诊

【主症】每怀胎后在3～4月，自觉小腹发凉，有微痛感觉，随时间的增长，小腹再无强大之势，每次妊娠时间如此，已怀孕第三胎，已40余日。故来求治于中医。舌质正常，苔薄白，脉象沉滑。

【辨证】冲任虚损，胞宫虚寒。

【治则】调补冲任，温养胞宫。

【处方】黄芪建中汤加味。

生黄芪30g	桂　枝10g	当　归10g	炒白芍20g
炒白术30g	茯　苓30g	红　参20g	菟丝子10g
建莲肉30g	川　芎10g	川　断10g	淮牛膝10g
炙甘草10g	杜　仲10g	艾　叶10g	细　辛6g
肉　桂6g			

7剂，水煎服，2次/d，饭后2h服用。

2.二诊

患者服前方后，自觉精神可，无不适感觉，食欲有增，舌质正常，苔薄白,脉象沉滑,拟前方加砂仁10g,每月连服6剂,以补冲任、暖宫保胎。至足月分娩一女孩,发育正常,身体健康。

3.分析

此患者连怀三胎均在3～4月间胎心不发育而成死胎,现已第三次怀胎已有40余日,故求治于中医。《诸病源候论·妊娠胎死胞腹中候》曰:"此成因惊动倒仆,或染瘟疫伤寒,邪毒入于胞脏,致令胎死。"论其病因病机,无外乎房劳与外伤或内感所致,如妇人怀孕其间不慎跌伤,腹部受到撞碰挤压而致胎儿不能受到母体气血之供养而终止胎儿发育导致死亡。但此患者明显无外伤及内感之疾。是什么原因所致?是患者素体虚寒,子宫寒冷所致,怀胎可,育婴难,有阴无阳则不能长,而肾阳者是命门中一点真火,命火衰,其宫寒盛。故胎不发育,芽无阳则萎枯而死,补阳暖宫是关键。而此患者已怀之胎,两死一生,因妊娠3～4月,是胎儿发育生长之关键时期,此时是手太阴经所养。胎始形元而坚,两仪而生三才,三才者焦膜三焦也,此时最为重要,未有定形见物而欲化男者,探弓矢观武备。欲女者,弄瑄碎观碧玉,在养胎时要注意不能房事过度,要劳逸结合,适当休息,放松情绪,精神乐观,加强营养,温饱适度,忌食生冷,免受风寒,少涉冷水,保存精血以供胎儿取摄气血之精微。冲任脉总主一体之阴血,而督脉总主一身之阳气,而阴阳者,是互相制约,互相生长,故独阴不生,孤阳不长。《老子》曰:"万物贯阴而抱阳。"《易经》曰:"一阴一阳谓之道。"而督脉主阳,督脉阳气足,而能温胞养胎,而冲任之精血来源于阳明胃经,如胃气虚脾不能运化水谷之精微,散精于冲任,胎血得不到充足的精血供养将死无疑。故冲任督三脉均起于胞中是一源三岐也,如此三脉协调者才能使胎儿健康发育。故非用调补冲任、温养胞宫者莫治也。本方是自拟方,以黄芪建中汤加味而成,能温阳祛寒,能调补冲任,温暖子宫,此方加减应用甚广,治症甚多。方中人参、黄芪、白术、茯苓、炙甘草、建莲肉、砂仁均为大补中洲脾土之气,当归、川芎、白芍强血养血化生血源,充养冲任督脉,菟丝子、淮牛膝、川断、杜仲、细辛、艾叶温补肾阳益火源以化阳气暖宫,总之,可使宫内之血液循环改善以养胎。

（二）案二

杜某某,女,29岁,景泰县人。

1.初诊

【主症】每次足月分娩出胎儿,浑身皮肤溃烂,体无完肤,数日内必死,现产四胎均如此,遂经多次检查治疗均未取得疗效,但其原因不明,故来求治于中医。舌质暗,苔黄腻,脉象滑数。本次怀孕已两月。

【辨证】湿热阻滞(胎毒)。

【治则】清热解毒,祛湿化浊。

【处方】换肌消毒散加味。

当　归10g	茯　苓10g	川　芎10g	土茯苓30g
银　花30g	连　翘10g	白　芷6g	炒白芍10g
陈　皮10g	龙　葵30g	生　地10g	白鲜皮30g
黄　连6g	炒薏米30g	炒白术30g	生甘草10g

6剂,水煎服,2次/d,饭后2h服。

2.二诊

宁可堕胎,但要治此顽疾,患者服前方6剂后无腰困及小腹胀痛感觉,如以往怀孕时一样,在本方的基础上加生黄芪30g、苦参10g,服30余剂,已停服后经足月分娩一男孩,皮肤完好,无溃烂之处,患者及亲属甚喜,表示感激之情。

3.分析

患者每怀胎所产儿皮肤溃烂,数日内必死,《医宗金鉴·幼科杂病心法》提出"婴儿生下无皮,其证有二,或因父母素有杨梅结毒,传染胞胎,故生下上半身赤烂,或下半身赤烂,甚至色带紫黑,又因月份未足,生育太早,遍体浸渍红嫩而光"。二证俱属恶候,遗毒赤,内服换肌消毒散;胎元不足者,内服当归饮,以上方均用于小儿,但重在母体。如将父母体内的病因病机不诊断清楚要治此案者难矣。而父母之体为胎儿之本,如有梅毒性病,势必要遗传给胎儿,除用西药治疗外,中药对此类病也是很有效的。因此案未作有关性病之类检查很难确定是性病,但从所生四胎均有婴儿皮肤溃烂,可考虑是湿毒内结于胞宫及气血之中。因所处农村无条件作有关检查。但此患者服用清热解毒，去湿化浊之法，服后足月分娩后婴儿全身皮肤完好健壮。全家甚喜，表示感激之情。在怀孕时一般不可用清热解毒，化浊之品，但此患者强烈要求下给予处方。古有云："有故无损，是无损也。"只有将母体内之毒素湿浊排除干净，才能孕育出健康之婴儿。本方具有清热解毒，祛湿化浊，杀灭霉菌之用。方中土茯苓为主为居，解毒除湿治梅毒、淋浊、丹毒、恶疮肿瘤，有报到以土茯苓为主配银花、甘草、苍耳子、白鲜皮、蒲公英、马齿苋等治疗现症梅毒及隐性梅毒，其血清转阴性率在90%上下，其中晚期现症梅毒治愈率为50%左右，对晚期麻痹性痴呆，不仅脑脊液检查，华氏反应转阴，而且精神症状亦获得不同程度的改善，对于小儿先天性梅毒性口腔炎，效果亦佳。而且土茯苓味甘，性寒无毒，入肝胃脾经，孕妇可用苦参，性味苦寒，可入肝肾大小肠经，能燥湿杀虫，治疗癣恶疮，阴疮湿疹，补中安五脏，定志益精，治梅毒均不离土茯苓，不仅治热毒风，皮肤干燥生疮，赤癞眉脱，还能解毒化浊，活血化瘀，益气健脾兼以补肾。过去农村或城市多见。近年来城市基本已消除，但偏远农村中也有极少患此症者，此患者是农村之妇人，经过治疗后所生一男孩皮肤完好健康。但未作康华氏反应试验是否与梅毒有关，很难定论。

（三）案三

杨某某，女，29岁，临夏县人。

1.初诊

【辨证】怀胎足月分娩两胎，每胎所产出婴儿，四肢短细，头大发软，一月内因不会吸食母乳而亡。故前来求治于中医，而患者本身体质较差，易感冒，出汗，头晕，浑身疲乏无力，纳差，大便溏稀，月经量中等，小腹发凉恶寒，白带量多，质清稀，腰膝发软，舌质淡，苔薄白，脉象沉细。问其病因，因体虚易感冒，经常服用感冒药物如伤风胶囊及克感敏之类。

【辨证】疫邪伤胎。

【治则】扶正养胎。

【处方】扶正养胎汤（自拟方）。

黄　芪30g	红　参20g	当　归10g	炒白术30g
艾　叶10g	女贞子20g	炒白芍10g	菟丝子10g
仙灵脾20g	巴戟肉10g	白蔻仁10g	炙甘草10g

7剂,水煎服,2次/d,饭后2h服用。

2.二诊

患者服用前方后自觉精神较前大有好转,腰困,出汗及纳食均可,白带量已少,大便已成形,舌质正常,苔薄白,脉象沉缓,原方加土茯苓30g、狗脊30g、川断20g、淮牛膝20g,水煎服,2次/d,饭后2h服用。本方大约服用三月有余,停服以观其效,一年后所产一婴儿健壮。

3.分析

怪胎或胎儿发育不良者,古医籍记载较少,《诸病源候论·妇人妊娠病诸候》曰:"二十三四时之间,忽有非节之气,如春时应暖而反寒,夏时应热而反寒,秋时应凉而反热,冬时应寒而反温,非其节而有其气,一气之至,无人不伤,长少虽殊,病皆相似者,多挟于毒,言此时善行此气,故云时气也,妊娠遇之,重者伤胎也。"巢氏时四季的非时之气,温热寒凉之邪气将能伤胎,能使胎儿发育受到影响,而造成胎萎不长,发育畸形,或损胎流产,而尤其是在怀孕后二至三月之间,如《诸病源候论》云"妊娠二月,名曰胎膏。无食臊辛之物,居必静处,男子勿劳,百节皆痛,是谓胎藏也,一二月之时,儿精成于胞里,妊娠三月,名始胎,当此之时,血不流,形象始化,未有定仪,见物而恶,欲令见贵盛公主,好人端庄严,不欲会见伛偻侏儒,丑恶形人,及猿猴之类,无食姜兔,在情绪上要端心正坐,清虚如一,目无邪视,耳无邪听,口无邪言,心无邪念,无妄喜怒,无得思虑,食无邪腐等。这是古人对畸胎的认识及防治,也是一种带有胎教的行为。而此患者自然是属于体虚易感冒,多服感冒之药所致,使药毒过量伤胎损儿,首先是伤及冲任,正气不足,不能充养胎儿,又加之时邪病毒及药物之毒而造成。本方具有扶正养胎,兼补脾肺,温补肝肾,强筋健骨,清除湿热瘀毒之功效。当代提倡优生优育,至于染色体及近亲结婚及血缘等,政府均有明确规定。此种患者多用益气扶正养胎之法治疗也有治愈者。

第四节　产气菌感染性阴道炎

一、概述

产气菌感染性阴道炎,即中医之阴吹证。其症状主要为阴道口有气排出,无臭味,状如矢气,难以自控。阴道后穹窿,子宫是一个相对的空腔结构,由于多产体弱、久病体虚等原因使阴道壁松弛,宫口开放,气体很容易进入后穹窿或宫腔,当体位改变或者其他原因导致腹压升高,空腔减小空气从阴道排出与阴道壁发生摩擦发生噼噼作响的声音。

二、典型案例

(一) 案一

张某某,女,47岁,兰州市人。

【主症】近半月来,自觉头晕,浑身疲乏。劳累后诸症加重,胃脘部胀闷不适,晨起口臭明显。平素纳呆,大便干硬不畅,4~5d 1行。最痛苦的是前阴阴道内时时有气排出,状如矢气、噼噼作响、无臭味、舌略红、苔薄黄、脉沉弦。

【辨证】阴阳气陷,燥结大肠。

【治则】补虚润燥,化瘀通便。

【处方】猪膏发煎加减。

柴　胡10g　桂　枝10g　焦枳实10g　生黄芪30g

当　归20g　升　麻10g　炒白术30g　猪板油60g

乱　发30g　陈　皮10g　炒白芍30g　火麻仁30g

炙甘草10g

煎法:上猪板油炼油去渣,乱发洗净后放置油内熔化并煎为膏状备用,其余药物水煎为汤剂。

服法:每次用汤勺舀取2勺,用热汤药冲服,每日2次。患者服7剂后,大便畅、胀满除、阴吹大减,但纳食不香,二诊,刘教授原方加减再服7剂,巩固告安。

【分析】此患者素体脾虚、清阳不升、头窍失养故头晕、气血生化无源、脾主四肢、四肢失其滋养则浑身疲乏、动则耗气甚,所以劳累后诸症加重,同时阳明胃肠燥屎互结,腑气不通,浊气上犯则口臭,浊气下泄,别走下窍则阴道内有气排出,状如矢气,舌脉与证相符。系阴阳气陷,燥结大肠所致,方以猪膏发煎为基础方加味而来。猪膏发煎出自《金匮要略》,原文载:“诸黄,猪发膏煎主之。”方以猪膏发煎为基础方加补虚润肠之品,具有润导大便,或使浊气归于常道之能。

（二）案二

李某,女,32岁,武威市人。

【主症】产后半月余一直头晕、多汗、恶风、易感冒,同时脘腹胀满、喜温按、下腹部重坠、四肢酸困麻木,大便时干时溏,睡眠差、多梦,最难忍的是每天间歇性发作,阴道口有气排出,状如矢气,缓而微,无臭味,恶露未尽,舌淡苔白,脉沉细。

【辨证】产后血虚,脾虚气陷。

【治则】益气养血,升提清阳。

【处方】补中益气汤合归脾汤加减。

生黄芪30g　桂　枝10g　当　归20g　防　风10g
炒白芍30g　柴　胡3g　升　麻10g　山　药10g
焦枳实10g　天　麻10g　砂　仁10g　茯　苓20g
炒白术30g　炙甘草20g

7剂,水煎服,2次/d,饭后2h服用。

药后精神逐渐恢复,头晕、出汗已轻、阴吹大减。复诊:去山药、防风加煅牡蛎、炒枣仁、柏子仁以养血宁心安神,再服了7剂诸症平。

【分析】《金匮要略·妇人产后病脉证治第二十二》“新产血虚、多出汗、喜中风……亡血复汗,寒多,故令郁冒,亡津液,胃燥,故大便难"。产后失血耗气伤津、生气损伤、脾胃虚损,清阳不升,清窍失养故头晕、表阳不足、清气不升、浊气不将、清浊相干、气机逆乱、胃气下泄、腑气不循常道而别走旁窍故发阴吹,小腹重坠,气血不足,心失所养,心神不宁故睡眠差。处方以补中益气汤合归脾汤加减,共奏益气养血,升提清阳之效。

第五节　早期、晚期流产及习惯性流产

一、概述

早期、晚期及习惯性流产分别属于中医学堕胎、早产和滑胎范畴。其中凡妊娠12周内,胚胎自然殒堕者,称堕胎;妊娠12~28周内胎儿已形成自然殒堕者,称早产;习惯性流产是指自然流产连续3次以上者,每次流产往往发生在同一妊娠月份。

二、典型案例

(一) 案一

陈某某,女,37岁,兰州市人。

1.初诊

【主症】怀孕已三月余,今晨自觉腰酸困痛,小腹胀下坠隐痛,又见阴道有少量出血色鲜红。急去医院妇科检查,诊为先兆流产。建议中医用中药保胎治疗。患者素体虚弱,气血不足,加之怀孕后又加妊娠恶阻,纳差呕吐不能进食,而头晕浑身疲乏无力,腰困双膝发软,大便稀量少次数多,日益加重,今晨感腰困酸加重小腹下垂胀痛,阴道流血量少色红,舌质淡,苔薄白,脉象沉细,尺浮。

【辨证】脾肾双虚,气血不固。

【治则】脾肾双补,养血固胎。

【处方】援土固胎汤加味。

人　参10g　　炒白术30g　　炒山药30g　　焦杜仲10g

川　断10g　　制附片3g　　菟丝子10g　　山萸肉10g

砂　仁6g　　枸杞子10g　　炙甘草10g　　炒白芍6g

当　归6g　　生黄芪30g

3剂,开水煎服,每日2次。

2.二诊

患者3剂尽服,自觉腰酸困、小腹下坠胀痛已减,阴道流血已少,头晕浑身疲乏已轻,纳差呕恶减轻,已经能进食,大便已成形。舌质淡,苔白,脉象沉细滑。原方继服6剂而愈。

3.分析

素体虚弱,肾气不足,脾气虚弱,纳食少而呕吐甚,伤脾损胃,气血化源不足,耗伤肾气,肾虚冲任不固,胎元不实,气血两伤,无以载养胎元,因而发生堕胎、小产。而用援土固胎汤加生芪、当归、白芍者以脾肾双补而固胎也,是温肾阳以健脾土,土旺则冲任气血足,气固血足能充养胎元,是援土者以健脾也,固胎者以补肾也,当归、白芍养血理血以安胎,使蒂固者果不落也。

(二)案二

娜某某,女,24岁,蒙古族人。

1.初诊

【主症】闭经怀孕已六月,因学习紧张过度,而感腰困浑身疲乏无力,头晕睡眠不好多梦,于昨晚腰困痛,小腹坠胀,胎儿动,小腹疼痛不安,继而阴道流血鲜红,但量不多,口干口渴欲饮,小便赤黄,大便干,心烦易怒,手足心烦热。产科检查:胎心正常,羊水量中等,建议中医保胎治疗。诊其舌质正常略红,脉象滑数尺浮。

【辨证】肝肾阴虚,血热动胎。

【治则】滋补肝肾,凉血安胎。

【处方】利气泻火汤加味。

沙　参20g　　白　术20g　　芡　实30g　　焦栀子6g

生　地10g　　当　归10g　　白　芍20g　　焦黄芩6g

阿　胶10g　　甘　草10g　　焦芥穗10g　　焦柏叶10g

3剂,水煎服,每日2次。

2.二诊

患者3剂尽服,自觉胎动不安已轻,腰酸困及小腹垂痛已减,阴道流血已少、色淡。口干欲饮,大便干,小便赤黄亦有减轻,舌质正常,脉象滑数,嘱患者原方继服6剂,而上述症状均好,至足月分娩一男婴,体重3kg多。

3.分析

患者性情急躁,亦嗜牛羊肉等辛热之食品,肝火易动而不静,肝本为藏血之脏,如肝易动而不藏,不藏则血难固,而肝属木,而肝寄属龙雷之火,是所谓相火者也,相火宜静不宜动,而静则安,动则炽,而木中之火又易动而难静,性情暴躁,则火易动,火动而不可止遏,则火势飞扬,不能生气养胎。正所谓的"少火生气,壮火食气"用利气泻火汤加味者,是平其肝中之火,利其冲任之气,使气生,而火自清。方中人参改用沙参,熟地改用生地,加焦栀子、焦荆穗、炒侧柏叶、阿胶以清泄肝胆之热邪以凉血安胎。

(三)案三

谢某某,女,39岁,兰州市人。

1.初诊

【主症】每怀孕二至三月后自然流产,已三胎,本次怀孕已三月,近日自觉腰酸困,小腹下坠胀痛,阴道有少量出血,急去产科检查,胎心尚好,但宫颈短宫口松弛,建议将宫口缝合,或者是用中医中药保胎,故来求治中医,头晕,浑身疲乏无力,腰酸腿困,小腹垂胀疼痛,纳差,睡眠不好,多梦,白带多有异味,舌质淡,苔白,脉象滑数。

【辨证】脾肾两虚,胎元不固。

【治则】健脾补肾,固冲养胎。

【处方】自拟建莲猪肚汤。

党　参30g　生黄芪30g　炒白术20g　炒山药20g

砂　仁6g　建莲肉30g　焦黄芩3g　菟丝子6g

鲜猪肚子,一具洗净,先煮热后去油,用猪肚汤煎药,一日3次服,服后再将猪肚服食。

3剂,每日3次,用肚汤煎,后食肚肉。

2.二诊

患者,3剂尽服后,腰酸小腹胀坠疼痛已轻,阴道流血已止。舌质正常,脉象滑数。嘱患者原方再服6剂,上述诸症均好,产科检查均已正常,但是本方可每月连服10剂,以至7月后可停,用此方保胎生育者可以数百计也。

3.分析

大凡滑胎者,现代产科称为习惯性流产。但历代医学家对滑胎论述及治疗,积累了很多的宝贵经验。如隋代《诸病源候论》提出《妊娠数堕胎候》专论,为以后医学奠定了认识本病的理论基础。如巢氏提出"阳施阴化,故得有胎,荣卫和调,则经养固足,故胎得安,而能成长,若气血虚损者,子脏为风冷所居,则气血不足,故不能养胎,所以致胎数堕。使其妊娠而恒腰痛者,喜堕胎也"。如宋代《女科百问》治滑胎病的要点是以补肾安胎是治疗滑胎之关键。至于后世医学家提出了很多治滑胎的经验有效之处方,如胎元饮、泰山盘石散、寿胎丸等,都是临床治疗有效之处方。至于家传猪肚建莲汤者,此方之妙在于益气健脾,补中焦之精气,以固冲任,用建莲肉及猪肚子者,是大补脾气以养胃,因胃为中土,为五谷之海,气血生化之源,只有精气血旺者,才能养胎元,固胎蒂,使滑胎者自固而不滑。猪肚者,补虚损,健脾胃,莲子能养心益肾,补肾固胎,妇人崩漏带下,加入参芪之大补元气,砂仁、焦黄芩则和胃安胎,是谓治滑胎者的万全之方也。总之滑胎之病机有二,一为其母体冲任虚损而致,其二是为胎元不健所致。经曰"胞脉者系于肾,冲任二脉皆起于胞中,胎儿坐居于母体之内,全赖母体肾以系之,气以载之,如母体脾肾不足,或气血虚弱,或房劳过度,或素有宿疾,或跌伤等均可导致滑胎小产"。

(四)案四

海某某,女,31岁,临夏人。

1.初诊

【主症】每于怀孕后约三至四月余,自觉小腹发凉不温,无有胎动感,继而腰困,小腹疼痛,阴道流血后流出胎儿,其色变黑有腐臭难闻之异味,已流三胎。本次月经闭后约40余日,已怀孕,来求中医治疗。患者素体瘦弱,易感多病,纳差,大便溏稀,小便清长,腰困酸软,失眠多梦,小腹不温,白带下量多,性欲冷淡,阴道不温,月经量少,色淡无块。平时头晕浑身疲乏无力,舌质淡白,脉象沉细而迟。

【辨证】气血不足,血寒宫冷(胎萎不长)。

【治则】益气养血,温经暖宫。

【处方】长胎白术散加味。

生黄芪30g	当 归10g	川 芎6g	炒白术30g
焦艾叶10g	茯 苓10g	川 椒3g	巴戟肉20g
菟丝子10g	砂 仁10g	川 断20g	小茴香10g
炙甘草10g	党 参20g	熟 地10g	

4剂,水煎服,每日2次。

2.二诊

患者4剂尽服,自觉头晕、浑身疲乏无力、腰酸困软已轻,睡眠纳食已有改善,自觉小腹发凉不温有所减轻,白带已少。说明投方对证。原方加味继服,加炒白芍10g,以此方服用至上述症状完全消失已是六月有余,去产科检查,胎儿发育正常,胎心率正常,羊水量中等。再继服原方,一月余停药。其产妇足月分娩一女婴。

3.分析

患者是由于气血不足,冲任虚损,不能载胎养胎,故屡孕屡堕,由于气血虚弱,上不能充养清窍,故头晕目眩,内脏得不到濡养故疲乏无力,心悸气短,先天不足,复损于肾,肾精亏虚,难以滋养胎元,故胎蒂枯萎不长,而自落。正如花草之嫩芽,无光无水均不能生长壮大,甚至萎缩而脱落也。但胎萎不长者,现代医学称为"胎儿宫内发育迟缓",也可称为"胎萎不长"、"妊娠胎萎燥"等。最早《金匮要略·妇人妊娠脉证并治》曰"妇人怀娠六七月,脉弦发热,其胎欲胀,腹痛恶寒者,少腹如扇,所以然者,子藏开故也,当以附子汤温其藏"。如《诸病源候论·妊娠胎萎候论》说:"胎之在胞,血气滋养,若气血虚损,胞脏冷者,胎则翳燥萎伏不长……日月虽满,亦不能生,是其候也。而胎在内委燥,其胎多死。"《妇人大全良方》说"夫妊不长者,因有宿疾，或因失调，以至脏腑衰损，气血虚弱而胎不长也"。也有因精神抑郁或过度刺激耗及阴血胎燥而萎者。总之是素体虚弱或有宿疾或精神刺激，或过度劳累或房劳过度或营养不良，或跌伤扭转，或急性热病等，都能造成胎萎不长变成死胎者多矣。要治愈此案，应究其根本，辨其虚实寒热之邪，正所谓的"虚虚实实，补其不足，损其有余"。

第六节　产褥感染

一、概述

产褥感染(puerperal infection)是指分娩时及产褥期破坏了机体正常防御机制，并且产妇抵抗力降低，致生殖道被内源性或外源性细菌所感染，其中厌氧链球菌和杆菌是最常见的致病菌，引起局部或全身的炎症变化。产褥感染发病率为1%~7.2%，是产妇死亡的四大原因之一。

二、典型案例

（一）案一

张某某，女，24岁，天水市人。患者临产后因"胎儿窘迫，继发宫缩乏力"而行剖宫产分娩一女婴，手术顺利，于术后第二天体温上升达39℃，逐渐升高波动在40℃~41.8℃之间，持续高烧30余日。于术后第五日全身皮肤充血明显且表面所出白色丘疹，先后行各项化验，血象(WBC)高达13 000/μl。两次肥达氏反应副伤寒丙型凝集价值均为1:320，多次血培养均无细菌生长，胸腹透视，B超检查均未发现明显异常，并请血液科、皮肤科、传染科、消化科、呼吸科、外科会诊均未找出明显感染灶，相继应用各种抗生素大剂量输液治疗，兼配合物理降温(头、胸、双腋下、双腹股沟均加放冰块)，但体温始终未降。于是请求中医会诊。

1.初诊

【主症】患者病情重危,神志烦躁,谵语,腹胀,大便不通,小便赤黄,全身微似有汗,但汗出不畅,颈项及胸腹部可见如粟粒大小白色丘疹,空壳无浆,舌质红,苔白腻,脉象滑数,体温:41.8℃,心率:152次/min。

【辨证】少阳湿热证。

【治则】和解少阳,兼益气透表。

【处方】小柴胡汤加减。

青　蒿20g　黄　芩10g　藿　香6g　生石膏30g

黄　芪30g　栀　子10g　柴　胡6g　西洋参20g

升　麻6g

2剂,水煎服,每日3次。

2.二诊

患者前方2剂服尽,体温降至39.2℃,神志清,白　开始消退,精神安静,略能进食,舌质偏红,苔老黄,脉象滑数,病仍在气分,治为清气化湿,调方如下:知母10g、香薷10g、栀子10g、藿香6g、西洋参10g、黄连6g、升麻 6g、青蒿20g、生石膏30g。

8剂,水煎服,每日2次。

3.三诊

患者8剂尽服,体温降至37.3℃,白　已全消退,精神好转,纳食有增,但仍感腹胀,多汗,口干喜饮,心烦,二便正常,舌质正常,苔薄白,脉象滑。原方加黄芪30g、焦楂20g,继服10剂,体温正常,精神、食欲均好而出院。

4.分析

此案因剖宫产而引起发烧,是由外感邪毒所致,因行剖腹而产,气血正虚,胞脉空虚,邪毒乘虚直犯营卫,正邪相争急剧,故高烧不下,邪毒稽留体内日久,故热势益胜,邪毒入于胞宫与湿相合,阻滞经脉不调,营卫互郁,蕴结于表,故高烧不退,皮肤出现白　,是属于温病之范畴之内。如《内经》曰"邪之所凑,其气必虚"。患者手术后正气不足,又逢长夏湿热之邪,乘虚而入,上冲心包,故神昏谵语,所出现白空壳无浆,此属津气俱竭。加之高烧又用冰块多处降温,使之寒遏阳于内不出。如《内经》"体热燔炭,汗出而散"。应为辛凉解表清里热,透表化湿,表开热清湿化,而病症痊愈,看来并非用消炎抗菌者所能及也。再加之瘟病出白 者西北极为少见。因和南方之地势不同而已。

（二）案二

杨某某,女,26岁,兰州市人。患者足月分娩后,于第二日全身恶寒发抖,继而出现发烧,体温39.8℃,浑身疼痛,头晕四肢无力,经血象检查,血象白细胞高达11×10^9/L,经用抗生素及物理降温而体温不降而持续上升,体温达42.1℃,神昏谵语,已一周余,未见好转,故请中医会诊治疗。

1.初诊

【主症】患者神昏烦躁,四肢张扬,烦动不安,口唇干裂,大便数日未解,舌质红,舌苔黄,脉象数。

【辨证】太阳阳明并病（产后发热）。

【治则】解表通腑。

【处方】大青龙汤合调胃承气汤。

桂　枝10g　麻　黄10g　生　草10g　杏　仁10g

生　姜10g　大　黄6g　芒　硝6g　柴　胡10g

黄　芩10g　生石膏30g

3剂,水煎服,每日3次。

2.二诊

患者服前方后,全身出汗,体温已降至正常,关节肌肉疼痛已轻,口干已轻,欲饮,大便已通,小便黄,舌质偏红,苔薄白,脉象数,精神佳。调方如下：柴胡10g、党参20g、黄芩10g、制半夏10g、当归20g、炒白芍20g、茯苓20g、炙甘草10g、醋益母草30g。

6剂,水煎服,每日2次。

3.分析

患者盛夏产子,气血已虚,卫气不固出汗,而不慎受凉,风寒乘虚侵袭肌表,表郁邪自内发而发热恶寒,浑身关节疼痛,肌表未解而邪热入里阳明与太阳并病,出现口干唇裂,大便干燥不解,腑气不通而有神昏谵语,烦躁不安,用大青龙者,是太阳病表实不解,表闭无汗,郁热烦躁,调胃承气者主要是治疗阳明腑实证,因于邪热与阳明糟粕相结于腑,但与大小二承气汤还有一定的差异,它是一种缓下剂,合与大青龙者,外可解表内可清烦热,调胃承气者清胃郁热而通燥热,二方合用之妙,是治急者也,但一般对新产妇是不宜过用,但这是万不得已而用之。

第七节　霉菌性阴道炎

一、概述

霉菌性阴道炎(monilial or mycotic vaginitis),主要由白色念珠菌感染引起,症状主要有外阴奇痒难忍,灼痛,白带呈豆渣样或乳凝块样明显增多,其发病率仅次于滴虫性阴道炎。

二、典型案例

常某某,女,29岁,兰州市人。

【主症】带下量过多,色黄绿如脓汁,有时赤、黑、绿兼见,带质黏稠,臭秽难闻,小腹及腰胀痛,心烦失眠多梦,头晕,口苦咽干,小便赤黄,大便干燥,已数周,妇科检查为霉菌性阴道炎。经输液及口服消炎药及甲硝唑治疗并外用洁尔阴冲洗,但其效不佳。故求治于中医。观其舌质红,苔黄腻,脉象滑数。

【辨证】湿热之毒,蕴结下焦。

【治则】清热解毒,利湿化浊。

【处方】华佗三豆饮加味。

赤小豆30g　绿豆30g　炒扁豆30g　土茯苓30g

赤茯苓30g　龙葵30g　焦黄柏10g　炒苍术6g

炒白术20g　赤芍30g　当　归10g　车前子20g

6剂,水煎服,每日2次。

【外洗方】

桃　叶30g　白　矾3g　苦　参30g　黄　柏20g

川　椒10g　大　黄20g　蛇床子30g

水煎洗外用,阴道冲洗,每晚1次。

患者内服并外用清洗之后,赤白黄绿带大减,气味难闻已轻,腰及小腹胀痛已轻,口苦口干,小便赤黄,大便已软。舌质及舌苔正常,脉象滑。再嘱患者用上法继服、外洗两周。

【分析】热毒损伤任带,故赤白黄绿带下量多,湿热毒邪蕴蒸,带下质黏稠如脓样,毒邪过甚则臭秽难闻,热毒伤津,则心烦头晕,口苦咽干,小便赤黄,大便干燥,此种带下者多与经期不卫生的性生活及产后过早过性生活,或者多次人流,造成子宫内膜发炎及附件炎有关,应在治疗时多给妇女谈些有关经期、产后的性生活知识。至于华佗三豆饮加味者,是专治妇女五色带下湿热之毒结聚于下焦胞室者,临床实践中,其疗效是十分可靠的。

第八节　产后出血

一、概述

产后出血包括胎儿娩出后至胎盘娩出前、胎盘娩出至产后2h以及产后2~24h这三个时期,多发生在前两期。产后出血为产妇重要死亡原因之一,在我国目前居首位。产妇一旦发生产后出血,预后严重,休克较重持续时间较长者,即使获救,仍有可能发生严重的继发性垂体前叶功能减退[席汉综合征(Sheehan syndrome)]后遗症。

冯某某,女,35岁,兰州市人。

【主症】产后数日,阴道流血淋漓不尽。患者已产后四日,阴道流血淋漓不尽,小腹胀痛,腰困,头晕,浑身疲乏无力,出汗较多,夜烦不寐。要求服用中药治疗,舌质淡,苔薄,脉沉细。

【辨证】气虚血漏。

【治则】补气健脾、摄血止漏。

【处方】将军堵崩汤(自拟方)。

炙黄芪30g	红　参20g	炒白术30g	焦芥穗10g
焦当归20g	焦白芍10g	茯　苓20g	醋益母30g
仙鹤草30g	生熟地炭各10g	干姜炭6g	阿胶珠10g
炙甘草10g	三七粉10g(冲服)		

2剂,水煎服,每日2次,急煎速服。

患者前方2剂服完,阴道出血已止,少腹疼痛已消,头晕浑身疲乏出汗已可,舌质正常,脉象沉细,原方加五味子10g、狗脊30g、川断20g、牡蛎30g,6剂,水煎服,每日2次。

【分析】患者产后阴道出血淋漓不尽者,是由于平素体损虚弱,加之产时气虚,产程较长,耗气太多,损伤冲任督带,不能固气摄血,故产后阴道流血淋漓不尽。所用将军堵崩汤,是以补气摄血,使冲任督带四脉均得以充养,用于妇女崩漏及各种阴道出血,均能取得良好的效果。

因冲任之脉属血海,隶于阳明胃经,而胃为五脏六腑之大源,人身之气血均来源于阳明胃,督脉者总摄一身之阳气,如督脉虚衰不能摄血而血自流不收,带脉者总束一身之诸脉,如带脉虚衰之源是脾,故脾主带脉之说,如带脉不固,则妇女带下、月经失调者,故治漏者补其气而止其血,而治崩者,则清其热凉其血,引血归经,但也有血崩势如涌涛者,治宜人参、附片急补其气而调其养,因血脱者阳亦脱。但在治妇女阴道出血者,应灵活辨证,有其病用其药,不可妄加随意,而贻误病情。

第七章 儿科危重疑难病

第一节 小儿急惊风

一、概述

惊风是小儿时期常见的一种以抽搐伴神昏为特征的主症,又称"惊厥",俗名"抽风"。任何季节均可发生,一般以1~5岁的小儿为多见,年龄越小,发病率越高。其病情往往比较凶险,变化迅速,威胁小儿生命,所以,古代医家认为惊风是一种恶候。

中医认为小儿脏腑娇嫩,气血未盛,形气未充,不耐风邪,如因外感风邪或惊恐,内伤饮食积滞,最易发生本病。所谓急惊风者,病情变化急速,是小儿疾病中的一种危急之症候。如《诸病源候论·惊候论》"小儿惊者,由气血不和,热实在内,心神不定,所以发惊,甚者掣缩变成痫。又小儿变蒸,亦微惊,所以然者,亦由热气所为"。《小儿形证论》"肝脏惊风令小儿非时钓上眼睛,手脚冷;肾脏惊风小儿啮齿,面色赤;脾脏惊风,令小儿夜啼,白日多睡;心脏惊风,令小儿发心热,四肢逆冷;肺脏惊风,令小儿口内热喘,出气细微。五脏惊邪,皆因惊风传受,缘出惊有涎,涎在膈上不发,或即涎潮脏腑入惊邪也"。本证大概可分为阳证与阴证两类,根据"阳动则速,阴静则缓"的原理,大凡起病急速,发热有表证者属阳、属热、属实,统称为急惊风;病程日久中虚,形证虚而不足者,属阴、属寒、属虚,统称为慢惊风。如因吐泻之证,以致脾肾虚衰,元气不足者,可称之为慢脾风,是慢惊风之重者。

急惊风之病因,不外乎外、内二因所致。外因多由于感受六淫之邪所致,因小儿本为纯阳之体,感受六淫之邪后,化热急速,热极生风,风火相煽,津液熬煎,凝结为痰,痰热壅闭,窍道不通,故生为惊风;内因多由积滞结痰生热,乳食不节过量,心肝蓄热,脾胃停聚痰热所致。如《内经》云:"热客于胃,善惊谵妄。"因此急惊之证,与心、肝、脾三经有着密切的关系,而心、肝二经尤为重要。盖心属君火,肝属风木,故风火相煽,则阳邪更盛,而阴液更虚,而致阴阳失去平衡,血气并走于上,卒然神志紊乱,惊掣抽搐,而成急惊之证。还有因真阴素虚,肝阳易动,风火内旋,焦灼血脉,筋失濡养,而致拘急,角弓反张,牵引抽搐。所谓急惊抽搐之症,均与外感邪热,邪热内蕴,热极生风有着密切的关系。

急惊之证,大多数起病急,高热诱发惊厥,在惊厥之前出现先兆症候,如烦躁不安,或兴奋多动,摇头弄舌,睡中惊惕咬牙,手如数物,牙关紧闭,眼球斜视,或直视啼哭无泪等。如已发作时其症状见高烧不退,惊叫后眼睛直视,唇口撮动,四肢搐搦颤动,喉中痰鸣,气促,颈项强直,角弓反张,瞳孔散大或缩小,或阵发或延续。脉象弦紧数。

治急惊风由于兼症不同而治法各异,可根据不同之症状而加以辨证施治。惊证,高烧,神志不清,惊厥,四肢厥冷,或恐惧不安者。首先宜降温,安神定志开窍为主。

二、典型案例

【主症】患儿因感冒后发热,体温达38℃,精神尚可。下午5时许,小儿特别兴奋,在床上活蹦乱跳,突然怪叫一声倒在床上出现抽风惊厥,面色发青,四肢厥逆不温,急针刺人中穴数分钟后苏醒,测体温时已升至39.2℃。

【辨证】热甚动风。

【治则】清热息风镇惊。

【处方】天麻钩藤平肝汤(自拟方)。

生石膏30g(先煎) 黄 连3g 黄 芩6g 生 地3g

天　麻6g　钩　藤6g　栀　子3g　玳　瑁10g

石菖蒲3g　葛　根10g

急煎服,一剂,分四次服,同时用冰袋降温,酒精擦浴。服药后周身微微有汗,热退身凉,外感之症已除而愈。

【分析】生石膏辛甘寒,清热除烦止渴,热病壮热不退,心烦神昏,谵语发狂,惊厥等。黄连苦寒泻火,治时行热毒,惊悸烦躁,定狂躁。黄芩苦寒泻头火、清肺热,泻大肠之热邪,治小儿惊啼。生地甘苦凉,清热凉血。天麻甘平,息风定惊,头眩目黑,小儿惊痫动风,四肢拘挛,小儿风痰搐搦,急慢惊风,风痛均可使用。小儿诸惊用钩藤,甘、微寒,息风止痉,清热平肝,镇静,治疗小儿惊痫瘈疭。栀子苦寒,清热泻火,凉血,治热病虚烦不寐,能清三焦浮游之火,心烦懊恼,热厥头痛。玳瑁甘咸、寒,清热解毒,镇惊,治热病惊狂,谵语,痉厥,小儿惊痫。石菖蒲辛、微温,开窍,豁痰,理气活血,散风,治癫痫,痰厥,热病神昏。葛根甘辛、平,解肌发表退热,治温病头痛项强,烦热消渴,伤寒壮热。本方具有清热降温,平肝息风,镇惊止痉之作用,如《素问·生气通天论》云"体热燔炭,汗出而散"。盖治此案者首先应用降温清热之法,使体温不要过高而惊厥不发也。急惊证有:惊证、风证、痰证、热证之分,起因均与外感邪热有关,四证各有侧重,而在辨证诊治时,惊证、热证应清热泻火,镇惊止厥为主。风证、痰证以平肝息风祛痰通窍为宜。有时四证往往相互并见,不能截然划分。

第二节　小儿慢惊风

一、概述

其病因有二:一是继发于各种重病或久病之后,或服用过于寒凉攻伐吐泻的药物,以致损伤脾胃,脾虚则肝风乘之,致成惊厥腹泻,故又名曰慢脾风;二是因饮食不慎,营养不良,而致脾胃不足,气血亏损，内风陡起，而致抽搐，震颤。

其症多见面色㿠白无华，乏力嗜睡，睡则露睛，抽搐无力，时作时止，瘛疭，头目摇动，或吐或泻，腹胀肠鸣，四肢不温，或无热痉厥，脉象沉细无力，或指纹暗淡。我在1953年曾诊治一小儿。

二、典型案例

刘某某，男，3岁，秦安魏店人。

【主症】每日腹泻稀便约三四次，已三月有余，近日来，在睡眠时双目不合露睛，四肢微抽，在醒后坐时，头向下抽勾，憋气面部发青。舌质淡无苔，指纹暗淡。

【辨证】慢脾风（肝脾不和）。

【治则】回阳救逆，健脾固脱。

【方药】四君子汤加减。

党　参10g　桂　枝6g　茯　苓10g　炒白术6g
炮　姜6g　炒山药10g　僵　蚕6g　升　麻3g
炙甘草6g　制附片3g

3剂，开水煎服，每日4次，患儿共服6剂而愈。

【分析】《舍镏》称之为"内勾风"，也叫勾头风。"内勾肝脏病受寒，粪青潮搐似惊痫，伛偻腹痛吐涎沫，红丝血点目中颤，瘛疭甚者钩芪饮，急啼腹痛木香丸，肢冷甲青唇口黑，养脏温中或保全"。患儿因久泻伤及肝脾，中阳已虚，脾气下陷，故腹泻日久不止，脾虚势必致肝之旺反而侮土，肝急而睡时四肢微微抽搐，在坐时头朝下而勾，同时流泪，泪为五液之一，又为肝之液，故《素问·宣明五气篇》"肝泪"，因肝开窍于目，若非悲泣而泪出者，多属病状。此为肝虚肝津外泄，不能润筋而抽搐。青便自流者是脾虚不能固摄之故。肝者体阴而用阳，而又肝主筋，故有"罢极之本"之称。《素问·平人气象论》"藏其散于肝，肝藏筋膜之气也"。而肝又主疏泄，能助脾胃消食运化。肝气升发，能疏畅气机。本案是肝脾不和以致中气虚而下陷，故治以回阳救逆，健脾固脱是治此之根本。

而此类慢惊证之症状在临床之所见较杂，前面已述，这里再补充一点,患慢惊者,还可见用手不住地拍打头脑,或见吞咽困难,或有双目盲视者,或有双眼睑溃烂者,或有常流清涕鼻孔外周溃烂者。总之所谓慢惊证,其症很杂,在临床辨证治疗时以随其主症辨其根本对证施治,才能取得较好的疗效,但此证在城市现在较为少见,而在农村还是较多。或许能在临证时,则能见病知源矣。

第三节 小儿疳积

一、概述

疳积是疳症和积滞的总称,积滞与疳症有轻重程度的不同。积滞是指小儿伤于乳食,损伤脾胃,而致脾胃运化失司,积聚留滞于中。疳症是指气液干涸,身体羸瘦,往往是积滞的进一步发展,所以古人有"无积不成疳"的说法。小儿感染诸虫,也可转为疳症。现代医学所说的"小儿营养不良"与疳症的临床表现相似,小儿营养不良是摄食不足或摄入食物不能充分吸收利用的结果。

多发生于3岁左右的婴幼儿。而古代医学对于"疳"字,有两种不同的解释,一说"疳"的涵义,是指小儿嗜食肥甘,损伤脾胃耗伤形气,渐成积滞,日久成"疳";一说有"干"的涵义,是指疳症大多脾胃津液干枯。前者言其病因,后者言其病理。

疳积是泛指小儿脾胃虚损,津液干枯,以致皮毛憔悴,肌肉消瘦,头发稀疏,发毛拧撮,午后潮热,小便混浊如米泔,腹大青筋,脐突齿露,甚者腮缩鼻干,两眼糜烂,揉鼻挖耳,蹭牙咬甲,喜食炭末、泥土等异物。这是一种慢性衰弱性疾病,也是多种病症变化转归的结果。故古人有"十五岁以上为痨瘵,十五岁以下为疳"的说法。因此疳证也应包括食积、虫积、伤食、结核、缺钙、贫血、肝病等。总之小儿疳积与脾胃虚损,津液消耗有关。但大人之痨瘵与小儿疳证有着本质上的区别,两者的机制不同,证治各异。

133

二、典型案例

（一）案一

刘某某，男，3岁，秦安县人。

【主症】患儿每日下午发热，出汗，精神疲乏，纳差，大便干燥，一日一行，面黄肌瘦，毛发干枯稀疏，坐卧不宁，嗜食土块，腹胀，腹部青筋暴露，已一年余，经各种检查均无异常，舌质红，脉象细数。问其所患之因，是小儿感冒后，适逢中秋节，多食月饼后，上述症状日益加重。

【辨证】食积伤胃。

【治则】消食化积，健脾和胃。

【处方】五疳肥儿丸（自拟方）。

三　棱3g　莪　术3g　青　皮3g　黄　连2g
胡黄连3g　芦　荟3g　玉　片3g　香　附3g
焦山楂10g　鸡内金6g　皂　矾2g　使君肉3g
生　草6g

3剂，水煎服，每日3次。

患儿服前方后，于第二日晨间大便量多，色黑有块，后腹胀已消。患儿欲吃饭，吃面条一小碗。而3剂尽服后，食欲基本正常，但不宜过饱，原方再服用3剂，后以调养，注意饮食，后来患儿身体恢复正常，毛发茂密光泽，面色红润，体重增加，夜卧安宁。

【分析】此患儿因感冒后，脾胃虚弱，余邪未尽，又因中秋佳节，多食甜腻月饼，食物油腻，沉积难以消化，积滞胃腑，脾虚无力以运化，故午后潮热，出汗，夜卧不宁，胃脘胀满而大便干结不畅，纳食大减，体形消瘦，面黄无华，毛发稀疏干枯无泽，胃腑积滞浊物太盛，故腹部膨胀青筋暴露。方中三棱、莪术、青皮、玉片、焦楂、鸡内金消食化郁行滞，黄连、胡黄连、芦荟、皂矾清热除烦，使君肉杀虫，香附行气，生草和胃宽中。诸药配合，使胃腑之积滞腐浊去，脾之功能才得以健，运化正常，升降自如，如胃腑之积滞浊物不除，脾之功能难以恢复。但此方以中病为宜，不宜过量多服，多服或过量亦能更伤脾胃,而后期主要是以饮食调养为主,适当时服用四君子汤亦可。

（二）案二

王某某,男,6岁,兰州市人。

【主症】面色暗黄无华,形体枯瘦,发如结穗,目光无神,纳呆厌食,脘腹膨胀,午后有低热,大便完谷不化,小便浊如米泔,舌质淡,苔薄白,脉象沉细无力。

【辨证】脾胃虚弱。

【治则】补脾健胃益气。

【处方】健脾肥儿汤(自制)。

党　参10g　生　芪10g　炒苍术6g　健莲肉10g
炒山药10g　茯　苓10g　陈　皮3g　焦山楂10g
麦　芽30g　厚　朴3g　神　曲6g　蔻　仁6g
炙甘草10g

3剂,水煎服,每日2次。

【分析】此案主要是脾胃素虚,加之喂养不当,损伤脾胃,而致消瘦面黄无华,发如结穗,纳呆厌食,午后潮热,大便完谷不化,小便浊如米泔,浑身疲乏无力,腹部膨胀青筋暴露,舌质淡,苔薄白,脉象沉细无力。脾为后天之本,津血生化之源,如脾胃损伤,纳运失司,化源已竭,故出现面黄肌瘦,精神疲乏无力,腹部膨胀青筋暴露,清浊不分,大便完谷不化而溏,小便浊如米泔,发为血之余,津血不足无以供养毛发,故毛发干枯如结穗,故治则以补脾健胃益气,脾胃健则所积滞之物化,化则转运正常,此疳证可恢复矣。

（三）案三

韦某某,男,1岁2个月,双胞胎。

1.初诊(2010年11月15日)

【主症】患儿由于双胎早产,出生后体质虚弱,易感冒,生长缓慢。其父母带两儿就诊于多家医院儿科,儿科医生告知患儿父母,患儿属严重营养不良,西医没有什么更好的方法治疗,劝其将两儿抱回。父母仍不放弃,求于我用中药医治。首诊见患儿哭声低弱,毛发枯黄、稀疏、竖立,消瘦,皮肤弹性较差,颈部疲软无力,无精打采,指

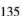

甲枯槁,缺乏光泽,汗多,消化不良,纳差伴恶心呕吐,大便干,经常感冒,舌苔白,食指指纹色淡分叉。（见彩图42）

【辨证】脾肾两虚证。

【治则】健脾化痰,培补肾气。

【处方】保和丸加减。

黄　芪10g	党　参6g	制半夏3g	焦麦芽10g
焦山楂10g	陈　皮3g	鸡内金3g	炒白术3g
牡　蛎6g	莱菔子2g	炙甘草6g	

2剂,水煎内服,少量频服。

2.二诊（2010年11月18日）

患儿服前方2剂后大便已通,纳食渐增,呕吐次数减少,仅睡眠多汗,舌苔较前已薄白,食指指纹同前,原方去党参换为红参2g,加重牡蛎10g、石决明6g,增强益气固表,补肾强后天之力。3剂,水煎内服。门诊随诊加减治疗1年,现身体健康。（见彩图43、44）

3.分析

此案主要是双胎早产儿,先天禀赋差,肾气亏虚加之喂养不当,损伤脾胃,而致脾肾两虚,发如结穗,纳呆厌食,易感冒,生长迟缓。脾为后天之本,津血生化之源,如脾胃损伤,纳运失司,化源已竭,故出现面黄肌瘦,精神疲乏无力,发为血之余,津血不足无以供养毛发,故毛发干枯如结穗,故治则以健脾化痰,培补肾气为主,肾气足、脾胃健则所积滞之物化,化则转运正常,此疳证可恢复矣。

小儿疳证者较为复杂,所涉及脏腑较多,如古人可将之分为五类:

（1）脾疳,又名肥疳,或食疳,其症见面黄肌瘦,时发潮热,困倦嗜睡,心下痞硬,乳食懒进,嗜食土瓦,肚大坚硬,腹痛便蛔,头大颈细,发稀结穗,有时吐泻,口干烦渴,大便稀松,尿米泔。

（2）肝疳,又名筋疳,或风疳,症见头发竖立,面目爪甲色青,眼多眵泪,隐涩睁,白膜遮睛,摇头揉耳,腹大青筋,身体羸瘦,燥渴烦急,大便青如苔。

（3）心疳,又名惊疳,症见惊悸不安,浑身壮热,颊赤唇红,胸膈烦闷,口舌生疮,五心烦热,盗汗烦渴,咬牙弄舌,睡喜伏卧,懒食干瘦,或吐或利。

(4)肺疳,又名气疳,或疳唇。症见肌肤干燥,毛发枯焦,面色㿠白,咳嗽气喘,恶寒发热,常流清涕,鼻颊生疮。

(5)肾疳,又名骨疳,或急疳,症见面色黧黑,齿龈出血,口中气臭,足冷如冰,腹痛泄泻,啼哭不已,先期常有先天肾气不足的症状。

而此五疳之中,是以脾疳之症为最多见,其余四疳常常又在脾疳的基础上进一步发展转变而成。而治五疳者均不能离开以调理脾胃,兼治他症,在用药和辨证上灵活应用,才能达到好的疗效。

如治疳积者有家传秘方"阿魏里矾丸"(雄黄10g、茵陈30g、皂矾6g、阿魏10g、火龙皮30g、白朱砂30g、三棱10g、莪术10g、山楂30g、焦麦芽30g、鸡内金10g、当归10g、使君肉10g、芦荟6g、炒白术20g、茯苓30g)。用大枣30枚醋浸泡24h,去核,将上诸药共为细末,与枣肉捣为泥浆用白面皮包裹,用麦草烧煅熟后,烘干共为细末,每服时用红糖拌均匀,每次10g,每日2次。此方不但对小儿软黄,疳黄,面黄无华,肌肉羸瘦,腹部膨胀青筋暴露,大便溏稀或干结不畅,纳呆少食,吃土吃瓦,咬指吃甲,揉鼻挖耳,午后潮热,盗汗头发干枯无华结穗,疲乏嗜睡,夜卧不宁,尿如米泔等五疳有效,而且对胁下痞块、贫血及血小板减少均有较好的疗效。

第四节　小儿病理性黄疸

一、概述

新生儿黄疸是指婴儿出生后,全身皮肤、巩膜、小便发黄为特征的一种病证，与胎孕等因素有关。凡婴儿出生后2~3d出现黄疸,于10～14d内消退,若是早产儿可延迟到第3周才消退,其他情况一般良好,此为生理性黄疸。若2～3周后,黄色仍未消退,甚至继续加深,或黄疸退而复现,或与生后一周甚至数周后出现黄疸,临床症状较重,精神萎靡,食欲不振者,此为病理性黄疸。新生儿黄疸为病,或由于孕母感受湿邪,郁而化热,湿热熏蒸,传入胎儿,或寒湿阻滞,遗于胎儿,或湿热蕴郁,瘀阻内积,郁结于里,均导致胎儿脾胃运化失常,气机不畅,熏蒸肝胆,胆失条达,以致胆液外泄,而发为此病。

二、典型案例

(一)案一

孙某某,女,3个月。

1.初诊(2012年9月26日)

【主症】患儿因皮肤黏膜、巩膜发黄3周,以"病理性黄疸"收住于某院,入院后检查:巨细胞病毒(+);血常规示:WBC 15.7×10⁹/L,淋巴细胞77.7%,中性粒细胞16.4%,血红蛋白103g/L,红细胞3.1×10¹²/L,血小板计数428×10⁹/L;生化全项示:总胆红素295.8μmol/L,直接胆红素173.6μmol/L,间接胆红素122μmol/L。患儿入院行积极治疗,退黄不明显,医生建议中西医联合治疗,故求治于此。首见症:患儿精神疲乏,全身皮肤黏膜、巩膜发黄如橘色、鲜亮,消化不良,恶心,睡眠不实,大便干量少,色白,舌质淡红,苔黄腻,食指纹色紫滞。(化验单见图7-1)

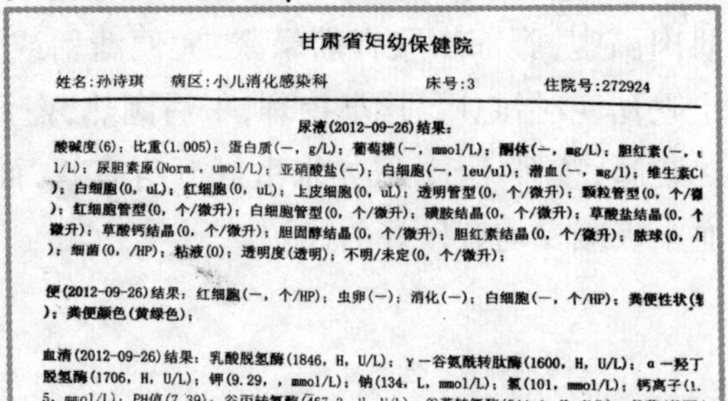

【辨证】湿热郁蒸。

【治则】清热利湿退黄。

【处方】茵陈蒿汤合四君子汤加减。

甘肃省妇幼保健院

姓名:孙诗琪　病区:小儿消化感染科　床号:3　住院号:272924

尿液(2012-09-26)结果:
酸碱度(6);比重(1.005);蛋白(一,g/L);葡萄糖(一,mmol/L);酮体(一,mmol/L);胆红素(一,umol/L);尿胆原(Norm.,umol/L);亚硝酸盐(一);白细胞(一,1eu/ul);潜血(一,mg/l);维生素C(一,mmol/L);白细胞(0,0/uL);红细胞(0,0/uL);上皮细胞(0,0/uL);透明管型(0,0/微升);病理管型(0,0/微升);颗粒管型(0,0/微升);红细胞管型(0,0/微升);白细胞管型(0,0/微升);磺胺结晶(0,0/微升);草酸钙结晶(0,0/微升);草酸钙结晶(0,0/微升);尿酸结晶(0,0/微升);胆红素结晶(0,0/微升);胱氨酸(0,0/微升);细菌(0,/HP);黏液丝(0,/微升);透明度(透明);不明/未定(0,/微升)

便(2012-09-26)结果:红细胞(一,个/HP);虫卵(一);消化(一);白细胞(一,个/HP);异便性状(软);异便颜色(黄绿色)

血清(2012-09-26)结果:乳酸脱氢酶(1846,H,U/L);γ-谷氨酰转肽酶(1600,H,U/L);α-羟丁酸脱氢酶(1706,H,U/L);钾(9.29,,mmol/L);钠(134,L,mmol/L);氯(101,,mmol/L);钙离子(1.5,,mmol/L);PH值(7.39);谷丙转氨酶(467.3,H,U/L);谷草转氨酶(544.4,H,U/L);谷草/谷丙(一);总蛋白(63.8,L,g/L);白蛋白(40.6,g/L);球蛋白(23.2,g/L);白球比(1.8);总胆红素(295.8,H,umol/L);直接胆红素(173.6,H,umol/L);间接胆红素(122,H,umol/L);碱性磷酸酶(380,H,U/L);肌酸激酶(141,U/L);肌酸激酶同工酶(49,U/L);葡萄糖(2.49,L,mmol/L);尿素(4.9,mmol/L);肌酐(16,L,umol/L);镁(161,umol/L);钙(2.29,L,mmol/L);磷(3.42,H,mmol/L);铁(54.3,H,,mmol/L);锌(64.04,H,mmol/L);铜(1.12,H,mmol/L);尿素/肌酐(0.31,H);氧化碳结合力(11.3,L,mmol/L);免疫球蛋白G(2.19,L,g/L);免疫球蛋白A(0.9,H,g/L);免疫球蛋白M(0.75,,g/L);补体C3(0.74,L,g/L);免疫球蛋白C4(0.12,g/L);C-反应蛋白(0.56,mg/L)

全血(2012-09-25)结果:白细胞(15.7,H,,*10^9/L);淋巴细胞百分比(77.7,H,%);中性粒细胞百分比(16.4,L,%);淋巴细胞绝对值(12.2,H,*10^9/L);中性粒细胞绝对值(2.6,,*10^9/L);红细胞(3.1,L,*10^12/L);血红蛋白(103,L,g/L);红细胞压积(30.8,L,%);平均红细胞体积(90.9,fL);平均红细胞血红蛋白含量(30.4,pg);平均红细胞血红蛋白浓度(334,,g/L);红细胞分布宽度(CV)(8,H,%);血小板计数(428,H,*10^9/L);血小板平均体积(14,fL);大血小板比率(%);血小板分布宽度(14,fL);中间细胞百分比(5.9,%);中间细胞绝对值(0,,*10^9/L);红细胞分布(SD)(67.9,H,fL)

图7-1

茵　陈6g　栀　子3g　柴　胡6g　茯　苓6g　炒白术6g

皂矾0.03g　车前子6g　焦麦芽6g　生甘草6g

7剂，9d服完。

2.二诊（2012年10月7日）

患儿服前方后身黄明显减退，纳食可，大便调，夜寐安，复查结果：血常规示：WBC 7.78×10^9/L，淋巴细胞65%，中性粒细胞29.5%，血红蛋白96g/L，红细胞 3.1×10^{12}/L，血小板计数 301×10^9/L；生化全项示：总胆红素 210.2 μmol/L，直接胆红素 156.4 μmol/L，间接胆红素54 μmol/L。续服2周告安。（化验单见图7-2）

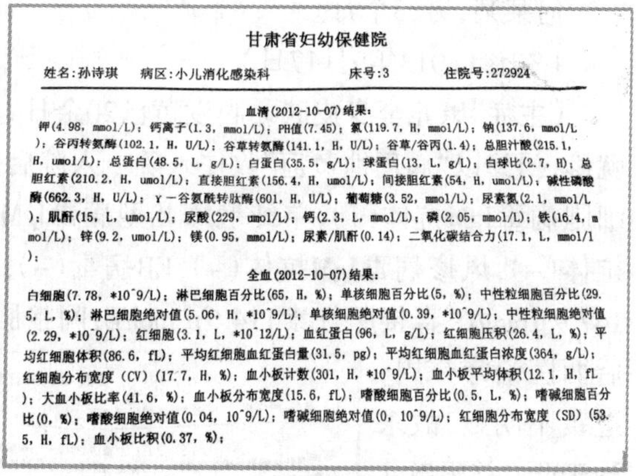

图7-2

3.分析

本病属于感染性因素引起的病理性黄疸，常见的病毒有乙型肝炎病毒、巨细胞病毒、风疹病毒、单纯疱疹病毒、肠道病毒及EB病毒。临床特点为起病缓慢而隐匿。病理性黄疸属于中医黄疸范畴，黄疸病名首见于《内经》。《素问·通评虚实论篇》："黄帝曰：黄疸暴痛，癫疾厥狂，久逆之所生也。五脏不平，六腑闭塞之所生也。头痛耳鸣，九窍不利，肠胃之所生也。"《素问·阴阳应象大论篇》"中央生湿，湿生土，土生甘，甘生脾，在色为黄"。后世医家张仲景又将黄疸分为阳黄、阴黄。《金匮要略·黄疸病脉证并治》："寸口脉浮而缓，浮则为风，缓则为痹，痹非中风，四肢苦烦，脾色必黄，瘀热已行。""脾色必黄，瘀热已行"就指出黄疸发病与脾胃关系密切。《伤寒论·辨阳明病脉证并治》："伤寒发汗已，身目为黄，所以然者，以寒湿在里不解故也；若湿不得下泄，热不得外越，则湿与热合，发为湿热黄疸。"认为阳黄是由湿热之邪引起；阴黄是由寒湿之邪所致，都是导致胆气疏泄不利,溢于肌肤,阳黄者黄色鲜亮似橘子色;阴黄晦暗如烟熏。治疗关键是要抓住治病之因,辨病辨证相结合。本案是由巨细胞病毒感染引起,辨证属于湿热郁蒸(阳黄)。采用茵陈蒿汤合四君子汤加减,清热利湿退黄,健脾益气。方中茵陈、皂矾清热利湿退黄,柴胡、栀子疏肝清热,茯苓、炒白术、车前子、焦麦芽益气健脾助运。

（二）案二

何某某,男,3个月。

1.初诊(2012年9月17日)

【主症】患儿全身皮肤黏膜发黄已20余日,父母将孩子送至某院就诊,门诊以"病理性黄疸"收住入院。入院后完善相关检查血清巨细胞病毒IgM抗体(+),单纯疱疹Ⅱ型病毒IgM抗体(−),弓形体IgM抗体(−),风疹病毒IgM抗体(−),EB病毒(−);生化全项:总胆红素147.9μmol/L,直接胆红素114.6μmol/L,间接胆红素33μmol/L,入院后西医治疗一周,退黄不明显,故求治于此。首望患儿皮肤黏膜、巩膜黄染,黄色偏暗,面容消瘦,头发稀疏,营养差,多汗,大便3日一行,较干,量少,舌质淡,苔腻,食指指纹淡红。(化验单见图7-3)

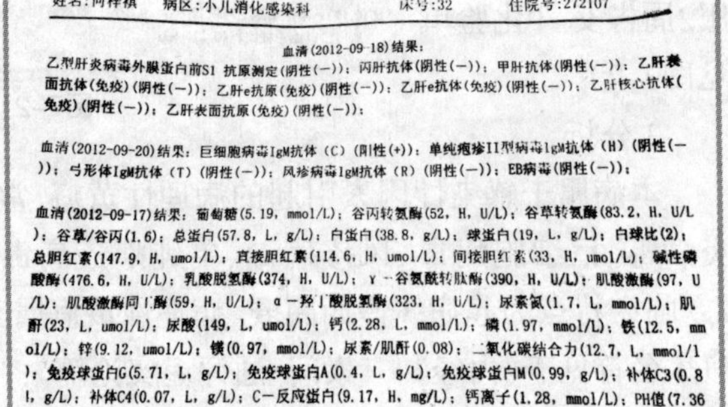

甘肃省妇幼保健院

姓名:何梓祺　病区:小儿消化感染科　床号:32　住院号:272107

血清(2012-09-18)结果:
乙型肝炎病毒外膜蛋白前S1 抗原测定(阴性(−))、丙肝抗体(阴性(−))、甲肝抗体(阴性(−))、乙肝表面抗体(免疫)(阴性(−))、乙肝e抗原(免疫)(阴性(−))、乙肝e抗体(免疫)(阴性(−))、乙肝核心抗体(免疫)(阴性(−))、乙肝表面抗原(免疫)(阴性(−));

血清(2012-09-20)结果:巨细胞病毒IgM抗体(C)(阳性(+))、单纯疱疹II型病毒IgM抗体(H)(阴性(−))、弓形体IgM抗体(T)(阴性(−))、风疹病毒IgM抗体(R)(阴性(−))、EB病毒(阴性(−));

血清(2012-09-17)结果:葡萄糖(5.19, mmol/L)、谷丙转氨酶(52, H, U/L)、谷草转氨酶(83.2, H, U/L)、谷草/谷丙(1.6)、总蛋白(57.8, L, g/L)、白蛋白(38.8, g/L)、球蛋白(19, L, g/L)、白蛋白比(2)、总胆红素(147.9, H, umol/L)、直接胆红素(114.6, H, umol/L)、间接胆红素(33, H, umol/L)、碱性磷酸酶(476.6, H, U/L)、γ-谷氨酰转肽酶(374, H, U/L)、γ-谷氨酰转肽酶(390, H, U/L)、肌酸激酶(U/L)、肌酸激酶同工酶(59, H, U/L)、α-羟丁酸脱氢酶(323, H, U/L)、尿素氮(1.7, L, mmol/L)、肌酐(23, L, umol/L)、尿酸(149, L, umol/L)、钙(2.28, L, mmol/L)、镁(1.97, mmol/L)、铁(12.5, mmol/L)、磷(9.12, mmol/L)、镁(0.97, mmol/L)、尿素/肌酐(0.08)、二氧化碳结合力(12.7, L, mmol/L)、免疫球蛋白G(5.71, L, g/L)、免疫球蛋白A(0.4, L, g/L)、免疫球蛋白M(0.99, g/L)、补体C3(0.8, g/L)、补体C4(0.07, L, g/L)、C-反应蛋白(9.17, H, mg/L)、钙离子(1.28, mmol/L)、PH值(7.36)、氯(133.2, H, mmol/L)、钠(133, L, mmol/L)、钾(5.51, H, mmol/L);

图7-3

【辨证】湿毒阻遏,脾胃气虚。

【治则】清化湿毒,利胆退黄,健脾益气。

【处方】茵陈蒿汤合异功散加减。

茵　陈6g　栀　子3g　柴　胡6g　茯　苓6g　炒白术6g
皂矾0.03g　车前子6g　焦麦芽6g　青　皮2g　生甘草6g

7剂,两周服完。

2.二诊（10月3日）

患儿服前方后身黄渐退，纳食有增，大便调，质软，仅活动后汗多，偶有夜惊厥症，复查血清生化示：总胆红素108.4μmol/L，直接胆红素87μmol/L，间接胆红素21μmol/L。续服1周告安。（化验单见图7-4）

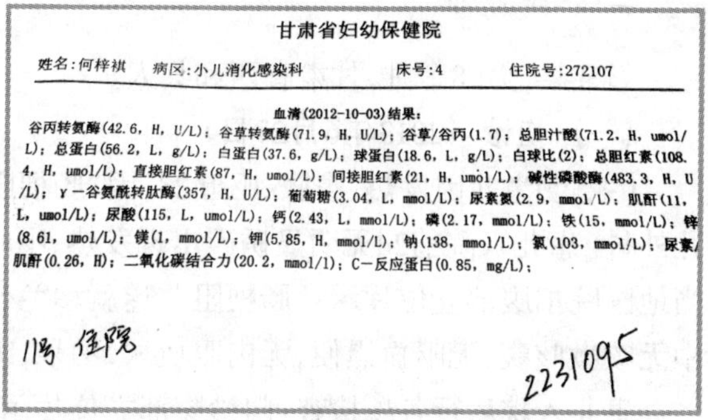

3.分析

本病属于感染性因素引起的病理性黄疸，常见的病毒有乙型肝

甘肃省妇幼保健院

| 姓名：何梓祺 | 病区：小儿消化感染科 | 床号：4 | 住院号：272107 |

血清(2012-10-03)结果：
谷丙转氨酶(42.6, H, U/L)；谷草转氨酶(71.9, H, U/L)；谷草/谷丙(1.7)；总胆汁酸(71.2, H, umol/L)；总蛋白(56.2, L, g/L)；白蛋白(37.6, g/L)；球蛋白(18.6, L, g/L)；白球比(2.0)；总胆红素(108.4, H, umol/L)；直接胆红素(87, H, umol/L)；间接胆红素(21, H, umol/L)；碱性磷酸酶(483.3, H, U/L)；γ-谷氨酰转肽酶(357, H, U/L)；葡萄糖(3.04, L, mmol/L)；尿素氮(2.9, mmol/L)；肌酐(11, umol/L)；尿酸(115, L, umol/L)；钙(2.43, L, mmol/L)；磷(2.17, mmol/L)；铁(15, mmol/L)；锌(8.61, umol/L)；镁(1, mmol/L)；钾(5.85, H, mmol/L)；钠(138, mmol/L)；氯(103, mmol/L)；尿素/肌酐(0.26, H/L)；二氧化碳结合力(20.2, mmol/L)；C-反应蛋白(0.85, mg/L)；

转 住院
2231095

图7-4

炎病毒、巨细胞病毒、风疹病毒、单纯疱疹病毒、肠道病毒及EB病毒。临床特点为起病缓慢而隐匿。中医将黄疸分为阳黄、阴黄，认为阳黄是由湿热之邪引起；阴黄是由寒湿之邪所致，都是导致胆气疏泄不利，溢于肌肤，阳黄者黄色鲜亮似橘子色；阴黄晦暗如烟熏。治疗关键是要抓住治病之因，辨病辨证相结合。本案是由巨细胞病毒感染引起，辨证属于湿热郁蒸（阳黄）。采用茵陈蒿汤合异功散加减。清化湿毒，利胆退黄，健脾益气。

第五节　小儿急性肠梗阻

一、概述

小儿急性肠梗阻是小儿外科常见的急腹症，但幼儿往往都无法自述清楚症状，往往贻误病情。临床常用禁食、胃肠减压、补液、抗感染等非手术方法，如病情得不到改善，临床大多采用手术疗法，否则易出现肠坏死、中毒性休克，甚至危及生命。刘东汉教授运用健脾理气和胃法救治多例西医常规疗法无效的小儿肠梗阻，疗效显著,避免了手术之苦。

二、典型案例

彭某某,男,8个月,甘肃省西和县人。

(一) 初诊 (2013年6月27日)

【主症】患儿因发热、腹胀、呕吐2d,因"肠梗阻"收住于某医院小儿外科。患儿入院前2d无明显诱因出现发热、呕吐、腹胀,哭闹不安,当地医院拍腹部立位片示:"肠梗阻",遂就诊兰州某医院,患儿病程中无咳嗽咳痰,无呕血黑便,无肉眼血尿,纳呆,睡眠欠佳。

患儿入院后行各项检查:门诊腹部立位片示:"肠梗阻",血常规示:白细胞9.0×10^9/L,中性粒细胞57.2%,淋巴细胞30.9%。专科检查:患儿腹部彭隆,未见肠型,未扪及包块,右下腹有压痛及拒按,反跳痛及肌卫可疑,肠鸣音减弱。西医积极采取保守治疗,观察病情变化,给予灌肠、胃肠减压、抗炎、营养支持等对症治疗1d,患儿腹胀稍微缓解,但右下腹仍疼痛、拒按,肠鸣音减弱,灌肠后仅见少许黑色粪块,质硬。病情加重,急请余会诊。刻诊见患儿面容憔悴,神差,哭闹不安,专科检查同前,舌苔白腻,食指指纹色紫滞。(见彩图45)

【辨证】湿阻肠腑,腹气不通。

【治则】健脾化湿,宽肠下气。

【处方】四味运脾汤(自拟方)。

黄芪10g　藿香1g　蔻仁1g　厚朴1g

1剂,去油猪蹄汤煎药,一剂吃2d。

(二) 二诊 (2013年6月29日)

【主症】1剂药喝完,见大便已通,里面掺杂了积聚的久便(之前灌肠未见),神色见好转,食欲增,舌苔白,偶见腹痛,腹胀。

【辨证】脾胃虚弱,湿阻气机。

【治则】益气健脾,化湿和胃。

【处方】异功散加减。

焦麦芽10g　焦山楂6g　陈　皮3g　厚　朴3g

藿　香2g　茯　苓3g　炒白术3g　炙甘草6g
生姜2片

1剂，水煎少量频服。

服用后患儿情况良好，复查腹平片后："未见气液平，排除肠梗阻。"已撤掉胃管，开始半流质饮食。（见彩图46）

（三）分析

肠梗阻是小儿常见急腹症之一。因小儿各器官发育不成熟，不会或不能正确表达疾病的发病过程，为临床诊断尤其是中医辨证论治带来了一定的困难。本案的辨证关键要点在于舌象，舌苔白腻而厚为湿邪阻滞之征，结合主症腹胀腹痛，伴恶心呕吐，故辨证为湿阻肠腑，腹气不通，胃气不和，病理特征为实。但小儿为稚阴稚阳之体，脏腑娇嫩、形气未充，故处方用药以黄芪为君药益气健脾，与砂仁、厚朴、藿香、豆蔻化湿和胃，理气通腹之品配伍，寓通与补，升清降浊，则腹气自通。以猪蹄汤煎药意在益阴柔筋，兼顾酷暑炎热，脱水耗阴和稚阴之体。二诊则在一诊基础上，增强健脾消食，以善其后。

第六节　小儿过敏性紫癜肾病

一、概述

过敏性紫癜症，属于祖国医学之肌衄之类，古医籍早有记载，《灵枢·百病始生》"阳络伤，则血外溢，血外溢衄血"。其中可包括齿衄、耳衄、鼻衄、舌衄、肌衄等。如《证治要诀·诸血门》"血从毛孔而出，而名曰肌衄"。此种病多于小儿时期，而与某种食物、饮料、气候、环境有关，或者与本身免疫功能低下有关。肾脏组织中血管性损伤是过敏性紫癜性肾炎最为常见的病理表现，而血管损伤与肾的病理损害密切相关。祖国医学将此病归于肌衄等范畴之类。过敏性紫癜性肾病，也可分为单纯型与混合型。如单纯型，只限于四肢躯干部皮肤出血,检查小便有蛋白、红细胞、脓细胞等;但复合型涉及皮肤,腹痛,关节疼痛,血尿,大便出血,胃肠道反应症较重。此种病发病急,有的腹部疼痛厉害,也是一种变态性血管炎性综合征,大便可排除大量的鲜血症状较为严重,有的甚可成休克状态。其治则是,首先抗感染,抗过敏,抑制血小板聚集,改善血管通透性。中医治疗首先是辨证,是以扶正益气,凉血止血,引血归经,健脾补肺益肾为主。因肺主诸气,而气为血之帅,具有统摄血液立行之权,而又主表,主皮毛,如表虚易于感受风邪,而致脾胃之气虚,脾又为肺之母,脾之气又来源于胃气,脾与胃相为表里,又相互滋生,才能使生化之源旺盛,脾肺之气旺盛,人体之正气才能充沛。肾者主水藏精,精血者生化之源。如由于肾气虚而不能藏精,阴精不能敛阳,而命门之火妄动,势必动其血,精血者以藏养为主,今精血动而不藏,肺气不敛,焉有血不出于肌肤或从尿道或从大便而出者也。肾又主骨,生髓,髓能生血。所以过敏性紫癜性肾病与肺、脾、肾均有着密切的关系。因此治则是以补气扶正以统摄阴血,滋阴降火,凉血止血,补肾以生精化血,疏通肾脏本身之血络,改善肾脏的血液循环,达到通络引血归经之目的。如唐荣川在《血证论》中有一个较为全面整体的设想,论述明确几个问题,如气血水火的关系,血证与脏腑的关系,脉证死生问题,用药宜禁问题,而作为辨证论治的基础。又将血证分为:血上干证、血外渗证、血下泻证、血中瘀血证、失血兼见诸证等,较为具体,系统较强,唐氏认为,气血水火,是密切联系的,血证不能仅就血分而言,应从气血的相互关系中去认识其机理。如"人之一身,不外阴阳,而阴阳二字,即是水火,水火二字,即是气血,水即化气,火即化血"。水化气者,如气着于物,复还为水,即是明验,气在人身。《易》之坎卦,一阳生于水中,而为生气之根。气既生。则随太阳经脉为布护于外,是为卫气。上交于肺。是为呼吸。五脏六腑。息以相吹。止此一气而已"。火化血者,血色赤,火为阳,而生血之阴,但又赖阴血以养火,两者亦是密切联系的。所以火不上炎,而血液下注内藏于肝,寄居于血海,由冲任带三脉,行达周身,以养肢体肌肤,这是血盛而火亦不亢,为生理之常。而气血水火者,中洲之脾土,为化生之源,如《素问·经脉别论》"食气入胃，散精于肝，淫气于筋，食气入胃，浊气归心，淫精于脉。饮入于胃，游溢精气，上输于脾……脾气散精，上归于肺"。因此五脏者皆禀气于脾胃，故中洲脾坤土为五脏六腑之大源也，胃为五脏之本。而水火二者，皆系先天，故水火二脏全赖于脾。故唐氏云"业医不知脏腑，则病原莫辨，用药无方，乌睹其能治病哉"。因此凡治失血之证，要辨明脏腑，而脏腑各有所主，见证不同，有一脏为病，而不兼别脏之病者，单治一脏而愈，有一脏为病，而兼别脏之病者，兼治别脏而愈。临证选方用药各有侧重，不离整体，才是治其本者也。而近几年余在临证中所见小儿患过敏性紫癜病者，比过去大有增加之势，是何原因，值得医者深为思考之事。

二、典型案例

崔某某，男，6岁，兰州市人。因早餐食炒鸡蛋饭后不久，即感腹部疼痛难忍，随之恶心欲便，少腹下坠，不久即便出鲜红色血样便，小便呈血水样，随之，四肢及躯干皮下出血斑很多。随之即来小儿科急诊收入住院。诊断为混合型过敏性紫癜性肾炎，西医给以抗过敏，消炎止血等治疗。请中医会诊治疗。

（一）初诊

【主症】望其面及浑身皮肤潮红，皮下有大量出血斑点，腹痛烦躁不安，恶心欲吐，腹部肠鸣大便鲜血样便，小便肉眼血尿，舌质红少津，脉象数。

【辨证】肌衄，血下泄证。

【治则】凉血止血，引血归经。

【处方】自拟方。

大黄炭3g　生熟地炭各6g　焦黄莲3g　焦黄芩6g

焦黄柏3g　丹　皮6g　紫珠草30g　紫草根30g

龙　葵30g　白茅根30g　灶心土10g　生　草6g

焦柏叶6g

3剂，水煎服，每日4次。

（二）二诊

患儿3剂尽服后，腹痛恶心已止，大便出血已止，肉眼血尿已无，但大便检查：潜血（+++），小便检查：潜血（+++），红细胞满视野，尿蛋白（++），面部四肢及躯干皮下出血斑，血斑色已变淡，未发现新的出血斑，舌质红润，脉象细数。原方加黄芪30g、焦当归6g、焦白芍6g、猪苓10g、泽泻6g，去灶心土、焦柏叶、大黄炭。

【方药】

黄　芪30g	焦黄莲2g	焦黄柏3g	焦黄芩3g
丹　皮3g	紫珠草30g	紫草根20g	龙　葵20g
焦当归6g	焦白芍6g	猪　苓10g	泽　泻6g
生熟地炭各6g			

3剂，水煎服，每日3次。

（三）三诊

小儿服前方后，精神已可，纳食正常，大便检查：潜血阴性，小便镜检：红细胞2~4，蛋白（±），四肢及躯干皮下出血斑基本消退，舌质正常，脉象细数。

调方如下：以扶正益气，健脾凉血。

【处方】自拟方。

黄　芪30g	茯　苓20g	猪　苓20g	泽　泻6g
丹　皮6g	炒薏米20g	蔻　仁10g	杏　仁10g
紫珠草30g	紫草根30g	生　地10g	炙甘草10g
炒白术20g			

3剂，水煎服，每日2次，以巩固疗效。此患儿现30余岁，身体健康，再未因炒鸡蛋而诱发过过敏性紫癜病。

（四）分析

患儿因食炒鸡蛋后突然恶心呕吐，胃及腹部疼痛难忍，随即大便带有大量鲜血，即到医院儿科住院检查，四肢及躯干皮下有大量的出血斑点，面部亦有少量出血斑点色红呈玫瑰色。大便检查：潜血强阳性（+++），小便镜检：红细胞满视野，蛋白（++），诊断为急性过敏性紫癜性肾炎。西医除抗感染、抗过敏、消炎止血等治疗外，特请中医会诊治疗。望诊，除面部及浑身皮下有大量出血斑，见口干欲饮，腹痛恶心作呕，烦躁不安，舌质红少津，脉象数。祖国医学认为：衄血者与心、肾、肝、肺、脾胃均有密切的关系，因少阴心肾二脏，是一水一火，一上一下，而水火相济，阴阳气血才能平衡，如素日心火较为旺盛，易于下移热于小肠，而小肠经与是太阳膀胱经相连，如心火独盛，口干面赤，烦热欲饮，或心移热于小肠，则口舌生疮，小便赤涩，尿道赤痛，也说明了小肠、肾、膀胱之所联系。脾与胃是表里关系，因脾土为生化之源，为统摄血液之脏，胃阳明又为多血多气之脏，如《素问·经脉别论》"食气入胃，散精于肝，淫气于筋，食气入胃，浊气归心，淫精于脉。脉气流经，经气归肺，肺朝百脉，输精于皮毛"。这说明此患儿不单纯是肾脏血管受到损害，而胃肠道之血管同样累及受害。所以先有胃肠道症状，而后有出血症，故诊断为混合性过敏性紫癜性肾病（急性期）。其治则是以首先要清泻荡涤阳明胃腑之实热，凉血降逆止血为主。如大黄炭、焦黄莲、焦黄芩、灶心土均能入阳明胃腑，有降气凉血，清热止血，荡涤胃腑，推陈致新的作用，生熟地碳、丹皮、紫珠草、紫草根、龙葵均有清凉血止血解毒之作用，白茅根清热利尿止血。此方加减在临床应用得心应手，效果奇好。唐荣川先生云"何以言火即化血哉。血色。火赤之色也。火者心之所主。化生血液。以濡周身。火为阳。而生血之阴。即赖阴血以养火。故火不上炎。而血液下注。内藏于肝。寄居血海。由冲任带三脉。行达周身。以温养肢体。失血家往往水肿，瘀血化水亦发水肿，是血病而兼水也。盖在下焦，血海膀胱同居一地；在上焦，则肺主水道，心主血脉，又并域而居；在躯壳外，则汗出皮毛，血循经脉，亦相倚而行，一阴一阳互相维系。而况运血者即是气，守气者即是血。气为阳，气盛即火盛；血为阴，血虚即是水虚。一而二，二而一者也。人必深明此理，而后治血理气，调阴和阳，可以左右逢源"。又曰"血生于心火而下藏于肝，气生于肾水而上注于肺，其间运上下者，脾也。水火二脏，皆系先天人之初胎，以先天生后天，人之既育，以后天生先天，故水火二脏，全赖于脾"。而唐荣川先生所论述至精要，急着治其标，以滋阴降火，凉血止血。缓者治其本，益气健脾扶正，摄血为主。在近年来小儿患过敏性紫癜性肾病者日益巨增，这与现代的水液、食品、环境、气候等均有一定的关系，但更重要的是与小儿自身的免疫功能有直接之关系，在治疗原则上讲首先是抗感染，抗过敏，增强免疫力，改善血管通透性。用药以扶正益气、滋阴降火凉血止血为主，在此基础上可因症、因病、因人而加减辨证应用。

第八章　五官科危重疑难病

第一节　中心性浆液性脉络膜视网膜病变

一、概述

中心性浆液性脉络膜视网膜病变(CSC)简称"中浆病",是指黄斑区或者后极部由于色素上皮屏障功能受损,液体进入神经上皮下导致的神经上皮脱离,可伴有RPE的脱离。中浆病在中国发病率较高,属于最常见的眼底病之一。患者大多为青壮年男性。发病年龄20～45岁,发病高峰在40岁前后。男女之比为5∶1～10∶1。90%以上单眼受害,左右眼无差别。大多能在3～6个月内自行恢复,是一种自限性疾病。但也易复发,多次反复后可导致视功能不可逆性损害。本病的确切病因还不清楚。但是一致认为原发病灶在视网膜色素上皮和脉络膜毛细血管。本病常由精神紧张和过度疲劳等诱发。

二、典型案例

王某某,男,39岁,榆中人。

（一）初诊

【主症】患者午睡起后,眼前突然发现有约1m²之黄褐色的圆片状物,视物模糊不清,双目发胀,眼球后方根部胀痛,随去医院眼科检查,诊断为急性中心性视网膜炎,眼底检查黄斑区有渗出物,双目视力下降至1.0,经西医治疗两周视力有所恢复,眼前黄褐色片状物缩小,眼前胀痛已轻,但已一月有余,患者求治于中医,患者就诊前数月睡眠不实,多梦,心烦、头晕,精神不爽,有时因写材料过多时双目发胀干涩不适,有时头晕耳鸣等,舌质正常,脉象细数。

【辨证】视瞻昏眇证(中心性视网膜炎)。

【治则】疏肝活血,通窍利水。

【处方】丹栀逍遥散加味。

醋柴胡10g	当 归10g	炒白芍20g	炒白术10g
茯 苓30g	车前子20g	焦栀子10g	丹 皮10g
红 花10g	桃 仁10g	川 芎10g	川牛膝6g
生 草10g			

7剂,水煎服,2次/d。

(二) 二诊

患者服前方后自觉眼根部胀痛已轻,眼发暗一片之症有所变淡及缩小,视力较前有所恢复,双目干涩已轻,睡眠多梦等较前好转,眼底检查:黄斑区渗出物较前有所吸收,舌质正常脉细数,原方加黄芪30g、天麻10g,7剂,水煎服,2次/d。

(三) 分析

患者午睡起床后突然眼前有黄褐色的圆片状物不去而视物模糊不清,双目发胀,眼球的后方根部胀痛,急去医院眼科检查,经双眼底检查为急性中心性视网膜炎,黄斑区有大量的渗出物,双目视力下降至1.0。经西医治疗后视力有所恢复,眼前黄褐色片状物有所缩小,眼球胀痛已轻。痛程已一月有余,恢复极慢,故求治于中医,诊其脉细数,舌质正常,问其症头疼、头晕,睡眠不实多梦,心烦情绪急躁。近日来因为看材料过多时,上述症状加重。中医认为目为人体之视觉器官,如视力过度疲劳则易伤神,神伤则精血所亏。如《灵枢·大惑》"五脏六腑之精气皆上注于目而为之精,精之窠为眼"《灵枢·邪气脏腑病形》"十二经脉,三百六十五络,其血皆上于面而走空窍,其精阳气上走于目为睛"。而其中最以肝为密切,故中医在临床治眼目疾多从肝治,故《内经》云:"肝开窍于目。"实际其眼目与五脏六腑均有着密切关系。而此患者因"文革"中精神打击情绪失调肝失所养,脉络紊乱所致,证属中医视瞻昏眇证,治则以疏肝活血通窍利水为主。

患者经用药方加减治两月余检查双目眼花明显改善,黄斑渗出物基本吸收,视力已恢复至1.4,余症基本消除。

第二节 眼底出血

一、概述

眼底出血是许多眼底血管性病变的共同表现。全身性血管、血液性病变都可以从视网膜及其血管反映出来,同时也可直接引起视网膜的出血性病变。

引起眼底出血的原因可分为全身和局部两大类。全身性病变大致有糖尿病性视网膜病变、高血压性视网膜病变、肾病性视网膜病变、妊娠中毒性视网膜病变、血液系统疾病、自身免疫性疾病等都可以引起眼底出血。局部病变是指眼底本身病变。如视网膜中央或分支静脉阻塞、视网膜血管炎、视网膜脉络膜炎病变、视网膜血管瘤、视网膜神经血管炎以及老年性黄斑变性、高度近视眼底病变、中心性视网膜脉络炎等脉络膜新生血管性病变。另外,老年人常常发生的玻璃体后脱离时,因玻璃体引牵视网膜出现裂孔,而伴发出血。眼底出血的患者,依照出血量的多少、出血部位不同而产生不同的症状。如果出血量少,视网膜周边部可能没有明显症状,如糖尿病性视网膜病变和视网膜血管在早期往往忽略;如出血量多,患者可感到眼前有浮动黑影,甚至视线完全被黑影所遮挡,仅剩光感;如出血位于视网膜中心(黄斑区),患者中心视力丧失,即中心区视物不清有暗影遮挡,周边尚有部分视力。

目前现代医学采用激光疗法、纤溶制剂、抗血小板聚集剂等方法治疗,这些疗法在临床运用中有一定的效果,但对于恢复视力远不理想。笔者结合眼底出血的中医理论,确定了中医治疗眼底出血的治疗方法,即调和五脏气血阴阳,行气化瘀通络,体现了标本兼治的特点,临床收到了理想的治疗效果。

二、典型案例

杨某某,男,36岁,兰州市人。

(一) 初诊

【主症】因盛夏天气炎热而出汗多,用冷水淋洗头两次,自觉眼前发黑,头晕,双目胀痛,视力急剧下降。急去医院治疗,诊断为双目眼底出血,经医用止血等药其效不显,故求中医治疗。诊其脉数而涩,舌质红少津,问其症,双目一片黑暗,头晕双目发胀,心烦失眠,情绪烦躁不安。其症可想而知,人之双目失明对一切事物不辨不明,能不烦躁为。

【辨证】血灌睛证(眼底出血)。

【治则】通窍活血。

【处方】通窍活血汤加味。

赤 芍20g	川 芎10g	桃 仁10g	红 花10g
当 归20g	柴 胡10g	灵 脂20g	丹 皮10g
葛 根30g	天 麻10g	薄 荷6g	细 辛6g

7剂,水煎服,每日3次。

(二) 二诊

患者服药方7剂,自觉双目胀头晕有所减轻,但眼前仍是一片黑暗不明,本方加生黄芪30g,继服两个月。

(三) 三诊

本方大约服用两月余,视力有所恢复,眼前指数在一尺余,看清,并嘱继服前方,约半年后,其本能自行辨物走路。

本方是在通窍活血汤的基础上加味而成,在治疗眼底出血症中取得了一定的疗效,通窍活血汤原方中麝香太贵,一般患者无力负担,故去之不用,换五灵脂代替。因为五灵脂性味苦,甘温,入肝经,

《雷公炮炙》云,可入心肝二经。因心生血主血脉,肝主藏血,开窍于目,就活血化瘀不亚于麝香,而麝香主要是性香辛窜,开窍通关,而活血化瘀不如五灵脂。此方可加减应用在治疗头痛病其效也很好。而选方用药者,全凭辨证加减灵活应用才能取得较好的疗效。

(四)分析

患者发病前因天气暴热,而求其极凉所致,就一般物理现象来讲,热胀冷缩为之常理,患者用冷水洗头面后而发,由于血络受冰冷后急剧收缩而致血络破裂外溢而灌睛内,故中医称之为血灌睛证,由于血灌睛而眼前一片黑暗不明,血灌睛即眼底出血,预期治愈者谈何容易,所以非重量级活血化瘀之品难以治愈使之复明,故《审视瑶函方》"此症与目病最毒,举世无知,若人偏执已见,不用开砭者,其目必坏,其病乃血贯睛中,滞塞不通"。故其有方为:"分珠散,宣明水"均为治血努睛中,但其效不佳,从两方药物组成看,活血化瘀之力均达不到治疗之目的。故首选通窍活血汤加味明显加强活血化瘀之力。其病机在心肝,病因在热后用冰冷之水洗头面所致。

第三节 青光眼

一、概述

青光眼由于眼压增高而引起视盘(曾称视乳头)凹陷、视野缺损,最终可以导致失明的严重眼病。正常人的眼压为10～21mmHg(Schitz眼压计),超过24mmHg为病理现象。眼压增高可以导致视功能损害,视盘出现大而深的凹陷,视野可见青光眼性典型改变。眼压增高持续时间愈久,视功能损害愈严重。青光眼眼压增高的原因是房水循环的动态平衡受到了破坏。少数由于房水分泌过多,但多数还是房水流出发生了障碍,如前房角狭窄甚至关闭、小梁硬化等。总人群发病率为1%,45岁以后为2%。

青光眼的种类主要有四种:先天性青光眼、原发性青光眼、继发性青光眼、混合性青光眼。各种类型的青光眼的临床表现及特点各不相同,应做到早发现、早治疗。一般来说青光眼是不能预防的,但早期发现、合理治疗,绝大多数患者可终生保持有用的视功能。因此,青光眼的防盲必须强调早期发现、早期诊断和早期治疗。笔者临床通过中医药辨证论治,在"治未病"理论指导下,疗效甚佳。

二、典型案例

　　张某某,男,38岁,永登县人。

　　【主症】因常年修表时间久则自觉双目胀痛,而渐视力下降,但休息后,双目胀痛及视力有所恢复,并未引起注意。近期其症状加重不能工作,经医院眼科检查为原发性青光眼,西医治疗视力有所恢复,但不能疲劳与用视力过度。故来求治于中医,视其双目无特殊变化,见其症为劳累过度及用视力过多时双目还是发胀痛,有时连及后脑,睡眠不实,多梦耳鸣,腰困,诊其脉弦数。

　　【辨证】青光眼(青盲眼肝肾两虚)。

　　【治则】滋肝补肾复明。

　　【处方】自制五子汤。

枸杞子30g	五味子10g	决明子30g	蔓荆子10g
车前子20g	生　地20g	当　归20g	赤　芍30g
茯　苓30g	泽　泻10g	葛　根30g	柴　胡10g
川牛膝6g	丹　皮10g	生　草10g	

　　7剂,水煎服,每日2次。

　　【分析】患者因常年修表,而致视力疲劳,加之身体气血为损之由是也。肝肾亏虚精气血不足而致,因肝受血而能视,肾气虚精亏不能养肝,故出现视力昏花不清,双目胀痛,头晕头疼连及脑后,伴失眠多梦耳鸣,腰膝酸软困痛,浑身疲乏无力。因肝为东方甲乙木,肾为北方壬癸水,肝之所旺是由肾水之所滋养,而肝肾之精血又来之于脾,因脾为后天之本化生之源,脾气旺则气血足,而五脏均得其养,而神气足则目能明,视灵则脑聪。而青光眼之病发病机制较为复杂,且类型较多,在临症治疗时也要参考西医之检查,按中医辨证分类治疗才能取得一定的疗效,而本虚者主要属于肝肾亏损精血不足而致加之近距离视力过度所致, 故本方是以滋补肝肾之法治之,如《素问·五藏生成篇》"肝受血而能视"。而瞳子又为肾所主,如肝肾精血虚亏,瞳子不能得到精血所养,故视物昏花不清,头晕眩昏双目胀困作痛。本方是以五子汤以滋补肝肾为主,兼以健脾。因脾为生化之源,为后天之本,补其气血者,必以健脾,脾气健则气血足,而肝肾才能得到气血津液之所养,因肝肾同源,母子关系,母强则子壮。本方补中有活,升中有降,而治肝肾亏虚之青光眼是较为有效,因青光眼之病情,病理病机较为复杂,在临证时一定要结合西医之检查,因一般治眼疾者多用青葙子、茺蔚子之类,但青光眼瞳孔散大因为此两种药均有散瞳之作用,故不用,也不等于其他眼病均不可用。经西医复查时眼压已正常,瞳孔已恢复正常。视力恢复,但是还要注意不要过度疲劳,宜滋养气血,培养固本以免复发。

第四节　慢性咽炎

一、概述

慢性咽炎又称慢性单纯性咽炎,较多见。病变主要在黏膜层,表现为咽部黏膜慢性充血,其血管周围有较多淋巴细胞浸润,也可见白细胞及浆细胞浸润。黏膜及黏膜下结缔组织增生。黏液腺可肥大,分泌功能亢进,黏液分泌增多。多见成年人,病程长,易复发。多因急性咽炎反复发作或治疗不彻底, 以及邻近器官病灶刺激如鼻窦炎、扁桃体炎、鼻咽炎、气管炎等引起。烟酒过度、粉尘及有害气体刺激为常见病因。

慢性咽炎全身症状均不明显,而以局部症状为主。各型慢性咽炎症状大致相似,且多种多样,如咽部不适感、异物感、痒感、灼热感、干燥感或刺激感,还可有微痛等。主要由其分泌物及肥大的淋巴滤泡刺激所致。可有咳嗽、伴恶心。咽部检查见黏膜弥漫充血、血管扩张、色暗红,附有少量黏稠分泌物。悬雍垂肿胀或松弛延长。鼻咽顶部常有黏液与干痂附着。

根据病史,临床表现及局部检查,便可诊断。本病之病程一般较长,以局部症状为主,全身症状多不明显,也有颈痛、胸部、背部不适感。

二、典型案例

马某某,男,56岁,庆阳环县人。

(一) 初诊

【主症】患慢性咽炎已20余年,此症经久治未愈,后之脾胃所伤,故其症表现咽部干疼,声音斯哑。经喉科检查喉镜提示:慢性咽炎。胃胀疼痛,纳呆,大便溏,小便频数,浑身疲乏无力,头晕夜间咽干作痒而痛,干咳无痰胸闷,后有胃发胀,故来求治,视其舌质淡,白苔,诊其脉沉细。

【辨证】慢性咽炎(虚阳上浮)。

【治则】温补脾胃,引火归源。

【处方】自拟四君加味汤。

炙黄芪30g　红　参20g　茯　苓20g　炒白术30g

制半夏10g　炮干姜10g　升　麻6g　肉　桂6g

当　归20g　炒白芍30g　桔　梗6g　砂　仁10g

炙甘草10g

7剂,水煎服,每日2次。

(二) 二诊

患者前方尽服后前来复诊,自述胃胀痛已轻,纳食有增,大便较为成形,夜间咽喉干痛作痒,干咳已轻,小便次数已少,舌质淡,薄白苔,脉象沉。原方加陈皮10g、香附10g,7剂,水煎服,每日2次。

(三) 分析

患者患慢性咽炎已数十年之久,又是教师也可能是此职业病吧,但其治法大误,而有医者只治局部,不固其本,而局部未好,反而伤及脾胃,脾胃所伤人之正气不足,则反易受风邪外袭,阴邪聚咽喉,故此症未愈,反而胃胀痛纳食差,大便溏稀,小便清长,浑身疲乏无力,因阴火夜间更旺,故夜间咽喉干痛作痒,干咳少。大凡为医者治病,应先辨别阴阳气血之虚实,应治标,应治本,要有先后,或者标本兼治,不可偏费,偏费者医之误,病者痛。此方是用四君子汤为基础,温胃散寒化湿浊,益火源补命火,能使脾气健则胃气和,而补命火以温肾阳化坎中之水使之向上蒸腾而调养咽喉,因肾系于舌,当归、白芍能理血活血,改善局部血液循环,使之红肿滤泡消散。东垣云"谷气下走,阴火上乘是之谓也"。之所以治此方者重在脾胃,益其火源,此方配法奇特,其效明显。

第五节　急性咽喉炎

一、概述

急性咽炎为咽部黏膜及黏膜下组织的急性炎症。咽淋巴组织常被累及。炎症早期可局限,随病情进展常可涉及整个咽腔。本病以秋冬及冬春之交较常见。主要为病毒和细菌感染。多由飞沫或直接接触而传染。另外,全身抵抗力减弱,如疲劳、受凉、烟酒过度等常是本病的诱因。此病亦可继发于感冒或急性扁桃体炎。起病较急,常与急性鼻炎同时发生。初觉咽干、瘙痒、微痛、灼热感及异物感,继而有咽痛,多为灼痛,且空咽时咽痛较剧。疼痛可放射至耳部。上述局部症状多见于成年人,而全身症状较轻或无。而幼儿及成人重症患者,可伴有较重的全身症状,如寒战、高热、头痛、全身不适、食欲不振、口渴和便秘等,甚至有恶心、呕吐。口咽部黏膜呈急性弥漫性充血、肿胀。咽后壁淋巴滤泡隆起、充血。咽侧索受累时,可见口咽外侧壁有纵行条索状隆起,亦呈充血状。感染较重时,悬雍垂及软腭可出现水肿。下颌角淋巴结可肿大,并伴有压痛。此病情之轻重与多种因素有关,若为毒力强的细菌感染,其周围血象白细胞总数及中性粒细胞分类很高,其全身症状表现严重。为明确致病菌,常采用咽拭子培养及细菌药敏试验。当身体抵抗力低下或治疗不及时,炎症扩散可引起中耳炎、鼻窦炎、喉炎、气管支气管炎及肺炎等并发症。若致病菌或其毒素侵入血循环,如脓毒性咽炎,全身及局部症状严重,可并发急性肾炎、风湿热及败血症等。

二、典型案例

张某某,男,20岁,兰州市人。

【主症】晨起后,自觉恶寒发热,头疼,浑身发紧不适,咽喉干痛干咳难忍,声音嘶哑,经喉科诊断为急性喉炎。故来求治中医,视其咽喉部充血有分泌物黏附,声音嘶哑,鼻腔干塞作痒,通气不畅,两耳内发胀不通,舌质红,脉象浮数。

【辨证】急性咽喉炎(风热喉痹)。

【治则】清热,祛风,宣肺。

【处方】清热利喉通痹汤(自拟方)。

柴 胡10g	黄 芩10g	生 地10g	元 参30g
牛 籽30g	当 归20g	赤 芍30g	桔 梗10g
生石膏30g	升 麻6g	黄 柏10g	生 草10g

3剂,水煎服,每日3次。

患者服头剂后,自觉咽喉干痛发烧,浑身恶寒发烧已有减轻,大便已通下为稀便,发音较前已清亮,3剂服完以上诸均已愈,此症来势猛,只有辨证准,用药适中,其症消除。

【分析】患者起病急,发作快,是遇风热不正之邪毒犯肺郁结咽喉部而所致,因肺系于喉,肾系于舌根,此处是咽喉及舌根相互之处,故风热邪毒郁结咽喉部时,既要治肺之邪热,又要兼肾命门浮游之火上升,两火热相聚其势更猛。本方是以清热解毒,驱散风热,消肿止痛,清热利咽为主,因咽喉为肺之系所在,如外感风热犯肺,先以咽喉作痒疼痛,有时鼻腔干痒为主症,用此方对急性咽喉炎或者

158

是扁桃腺炎均有很好的疗效。因热之邪郁结肺系咽喉之处,非清热祛风散结者是非其治也。本方中加黄柏皮是清泻肾命门之火,易患此病者多属于命门浮游之火上升者。

第六节　口腔流涎症

一、概述

此症多发生于2～3岁小儿,尤其是6月以上的婴儿更为多见,随着食物的改变刺激和牙齿萌出的刺激,使口涎量显著增多,加之婴儿口腔发育不全,不能调节过多的唾液,或者由于饮食摄入不节,胃中有积食,口腔黏膜溃疡,舌体溃疡,均可产生流涎症。婴幼儿口腔流涎症易治。但其中有老年性口腔流涎症较为难医。因老年性流口水多于脑血管病有关。故中医称之为口腔流涎症。“滞颐”、“颐”即是腮颊之意。如《诸病源候论》“滞颐之病,是小儿多涎唾,流出渍于颐下”。多由于脾胃积冷液过多而上泛于口腔。因脾主液为涎,脾胃寒冷,不能收制其津液,故令液出于口腔。但也有由于脾胃积热蕴郁,上蒸于口,亦可令口角流涎,其流出之涎稠黏,且伴有口干口渴,唇红,烦躁,大便干燥等症,因此小儿口腔流涎应有寒热虚实之分。而老年口腔流涎者应以治脑血管病与和胃降逆为主,在临床辨证时须细辨。故婴儿流涎易治,老年口腔流涎者较为难医。因老年性流口涎是颅脑神经机能减退,而引发舌咽神经麻痹所致,故此症较复杂极为难治。中医认为此症与肾虚有关,因肾主骨生髓,脑为髓之海,肾主水如肾阳虚命火衰败,水不化气,故水液上泛为口吐清涎不可自收。

二、典型案例

(一) 案一

杨某某,男,1岁,兰州市人。

【主症】口流涎水,一日一换衣服,而且围上围嘴,日换数次,故来求治中医,视其前胸围嘴及衣服均已流口水为清稀,大便稀而湿透,指纹淡,舌苔薄白。

【辨证】脾胃虚寒。

【治则】健脾温胃。

【处方】四君子汤加味。

党　参6g　炒白术6g　茯　苓10g　砂　仁3g

制半夏3g　陈　皮3g　炙甘草6g　肉　桂1g

3剂,水煎服,3次/d,每次30ml。

患儿服后口流涎水已止,其效佳。

【分析】患儿大流口水,日换围嘴及外衣数件,小儿流口水者较多见,而此患儿流口水之多较为少见,现其口水为清稀,舌质淡,苔薄白,指纹淡细,大便稀是为脾虚胃寒所致,而脾胃虚之源何在,是命门之火不足,不能温煦脾胃之阳所致。古有云"小儿为哑医科",所谓哑医科者,患儿不能自言所苦,只能凭医者细辨观察后给予正确治疗,才能取得较为好的疗效。此方是以四君子汤来健脾益气,加制半夏、陈皮、肉桂、砂仁是以温胃散寒化浊降逆,除痰涎为主。但一般治脾胃虚寒者均以四君子汤为基础方,在本方的加减应用上治疗消化系统疾病较为广泛。

（二）案二

王某某,女,2岁,兰州市人。

【主症】口流涎水,黏稠腥臭、纳差,大便干燥,小便赤黄,夜卧不安,已三周有余,故来中医求治,现其所流口水黏稠腥臭,舌质红,苔黄厚,指纹显露,大便干燥数日一解,因口腔有溃疡故疼痛难食。

【辨证】胃有积热。

【治则】和胃消食清热。

【处方】保和汤加味。

焦山楂10g　神　曲6g　茯　苓6g　制半夏6g

陈　皮3g　连　翘6g　黄　芩6g　玉　片3g

鸡内金6g　生　草6g　莱菔子6g

3剂,水煎服,3次/d,每次40ml。

患儿4剂尽服后口流涎水已止,大便更畅纳食正常口腔溃疡消失,舌质正常,苔薄白,指纹正常。

【分析】患儿因胃有积食,积久成热,胃气以降为顺,因积热日久浊气不降反而上于口腔,故口腔可溃烂,浊涎内出而外流,治此症者,应以消食和胃清热降浊为主。故小儿之病较为易治。

（三）案三

张某某,男,60岁,兰州市人。

1.初诊

【主症】因脑梗而致口角流涎水,不可自收已两月余,而此患者平时患有高血压,因工作繁忙治疗不及时,日久而记忆力大减,行动不稳,语言謇塞不畅,吞咽困难,四肢冰冷不温,大小便失禁,故求治于中医,舌质正常,脉象沉涩。

【辨证】脑梗死(脾肾两虚)。

【治则】健脾补肾,兼以活血化瘀。

【处方】脾肾双补活血汤(自拟)。

炙黄芪30g	红　参20g	茯　苓30g	制半夏10g
天　麻20g	当　归20g	赤　芍30g	川　芎10g
红　花10g	肉　桂6g	补骨脂10g	细　辛6g

7剂,水煎服,后下细辛,2次/d。

2.二诊

此患者所用上方20余剂,口角流涎水有所好转,但因年事以高加体弱一时不能完全康复,只有在此方的基础加以治疗。加丝瓜络20g、吴蚣5条,水煎服,2次/d。

3.分析

此患者平时血压较高,加之工作繁忙耗精气较多,而岁至八八是多病之际。肾者,先天之本,人之动力,阴阳所居处,脾为后天之本,气血所生,人之气血不通而阻滞,是由于阴阳失去平衡而致,人脑为肾之府,是人体最高司令部,既能调节阴阳之平衡,又能调气血之活动,思维之敏捷,步行之技巧,如阴阳失调则气血不畅,而瘀滞则百病生矣,故中医之治病,既治标,更要治其本,要培气血之源,则健脾,调阴阳之平衡要补其肾,此患者是由于脑血管梗死不通,脑之经络受阻而致,脑经络失去所养,湿浊闭塞空窍,使之功能失职所致,故非健脾补肾活血化瘀者非其治矣,但要治症极难矣。本方是在通窍活血的基础上加减而成通窍活血,是通窍活血为主,但通窍活血汤无健脾补肾之功,因此症与肾有关,因肾为水,藏精生髓,脑为髓之海。故《素问·上古天真论》云:"丈夫,八八,则齿发去,肾者主水。受五脏六腑之精而藏之,故五脏盛,乃能泻。今五脏皆衰,筋骨解堕,天癸尽矣。故发鬓白,身体重,行步不正,而无子耳。"

第七节　顽固性过敏性鼻炎、鼻窦炎

一、概述

过敏性鼻炎即变应性鼻炎,是指特应性个体接触变应原后主要由IgE介导的介质(主要是组胺)释放,并有多种免疫活性细胞和细胞因子等参与的鼻黏膜非感染性炎性疾病。变应性鼻炎的典型症状主要是阵发性喷嚏、清水样鼻涕、鼻塞和鼻痒。部分伴有嗅觉减退。体征常见鼻黏膜苍白、水肿、鼻腔水样分泌物。变应原皮肤点刺试验阳性,和/或血清特异性IgE阳性,必要时可行鼻激发试验。注意避免接触变应原。治疗主要有:药物治疗,包括抗组胺药、糖皮质激素、抗白三烯药、鼻内减充血剂、鼻内抗胆碱能药物等。免疫治疗诱导了临床和免疫耐受,具有长期效果,可预防变应性疾病的发展。变应原特异性免疫治疗常用皮下注射和舌下含服。疗程分为剂量累加阶段和剂量维持阶段,总疗程不少于2年。应采用标准化变应原疫苗。适应证主要用于常规药物治疗无效的变应性鼻炎患者。药物治疗效果不明显者可采用外科治疗。但外科治疗不作为常规治疗变应性鼻炎的方法。

由于过敏性鼻炎反复发作,因此被许多患者习惯性的称为顽固性过敏性鼻炎。过敏性鼻炎之所以顽固不愈、反复发作,多是患者认识不到位或治疗不当所造成的。由于人体鼻黏膜不断代谢,往往会自行恢复,所以,大多数患者只能获得短期效果,部分人可能会长一些,但也不能"治好"。鼻窦炎(Sinusitis)是鼻窦黏膜的非特异性炎症,为一种鼻科常见多发病。在各种鼻窦炎中,上颌窦炎最多见,依次为筛窦、额窦和蝶窦的炎症。鼻窦炎可以单发,亦可以多发。最常见的致病原因为鼻腔感染后继发鼻窦化脓性炎症。此外,变态反应、机械性阻塞及气压改变等均易诱发鼻窦炎。过敏性鼻炎是临床可并发鼻窦炎的常见原因。笔者临床应用中药对缓解症状有效。

二、典型案例

(一) 案一

赵某某,女,57岁,新疆人。

1.初诊

【主症】每逢春秋两季时鼻腔作痒喷嚏、流涕不通气、流泪,头疼头晕加重时伴有咽喉作痒咳嗽已数十年,经过多次治疗但其效不佳,随着季节变化也可自行减轻,但鼻腔通气不畅作痒症随时可发,出汗多,浑身疲乏无力睡眠差。故来求治,舌质正常苔薄白,脉象浮缓。

【辨证】肺气虚,表卫不固。

【治则】补肺气,固表卫,通鼻窍。

【处方】玉屏风散加味。

生　芪30g　炒白术30g　防　风10g　桂　枝10g
蜂　房10g　辛　夷6g　　细　辛6g　五味子10g
升　麻6g　　白　芷6g　　炙甘草10g

7剂,水煎服,2次/d。

2.二诊

患者适逢秋季此症大发,服前方7剂后来诊,其症基本消失,自觉从来未有服药后如此见效者,患者心情喜至极,舌质正常,苔薄白,脉象浮缓,原方加红参10g,7剂,以此法疗效时至数年再未发作。此方可治鼻窦炎等。

3.分析

患者女性,患过敏性鼻炎已数十年之久,每逢春秋两季此症发作时头疼头晕,流清涕,鼻腔作痒,喷嚏频作,出汗难以入睡,双目作痒流泪连及咽喉咳嗽,遂经各种治疗其效不显,西医诊断为过敏性鼻炎与气候及花粉灰尘有关。但此症中医称为鼻鼽。如《素问·金匮真言论》:"故春善病鼽衄。"《素问·气府论》:"面鼽骨空各一。"《中藏经·论脏腑虚实寒热生死顺逆脉证之法》:"肺气通于鼻,和则能香臭矣,有寒则善咳,实则鼻流清涕。"《杂病源流犀烛·鼻病源流》:"有鼻鼽者,鼻流清涕不止,由肺经受寒而成也。"其症多见突然发作,鼻腔作痒,喷嚏不已,鼻寒时流清涕等。此症总之是由肺气虚而寒邪闭清窍所致。治宜补肺气散寒通窍为宜,在临床时应随辨证而加减应用治鼻鼽者之法多,只要辨证准,立法正确,无有不见效者。

(二)案二

固某某,女,24岁,兰州市人。

1.初诊

【主症】鼻塞不通气,经常流黄浊涕已数年,头疼,晚间睡眠不实,常因鼻腔不通气而张口呼吸,口干咽燥,嗅觉不灵,工作学习者受其影响,大便干燥,月经量多色鲜红,腰疼多梦,平时黄带下,西医已经多次鼻窦冲洗而后不久继而发作,故来求治,舌质正常、苔薄黄,脉象浮数。

【辨证】鼻渊(鼻窦炎)。

【治则】清热通窍。

【处方】苍耳子散加味。

苍耳子10g 辛 夷10g 白 芷6g 薄 荷6g
黄 芩10g 细 辛6g 蜂 房10g 通 草3g
生 草10g 升 麻6g

猪苦胆10ml计为引(猪胆汁约为10ml),7剂,水煎服,2次/d。

2.二诊

患者前方服后自觉鼻腔通气,流浊黄涕较前好转,头疼减轻,大便已软,小便赤黄已淡,舌质正常苔薄白,脉象寸浮,前方有效加丹皮10g,7剂,水煎服,2次/d,以巩固疗效。此方在临床治疗慢性鼻窦炎、额窦炎效果很好,如久流清涕者可加生黄芪30g。

第八节　复发性口腔溃疡

一、概述

复发性口腔溃疡又称复发性口疮,是口腔黏膜疾病中发病率最高的一种疾病,普通感冒、消化不良、精神紧张、郁闷不乐等情况均能偶然引起该病的发生,好发于唇、颊、舌缘等,在黏膜的任何部位均能出现,但在角化完全的附着龈和硬腭则少见。发病年龄一般在10～30岁之间,女性较多,一年四季均能发生。复发性溃疡有自限性,能在10d左右自愈。该病具有周期性、复发性及自限性等特点。

现代医学认为, 复发性口腔溃疡首先与免疫有着很密切的关系。有的患者表现为免疫缺陷,有的患者则表现为自身免疫反应;其次是与遗传有关系,在临床中,复发性口腔溃疡的发病,有明显的家族遗传倾向,父母一方或多方若患有复发性口腔溃疡,他们的子女就比一般人更容易患病;另外,复发性口腔溃疡的发作,还与一些疾病或症状有关,比如消化系统疾病:胃溃疡、十二指肠溃疡、慢性或迁延性肝炎、结肠炎等,另外偏食、消化不良、发热、睡眠不足、过度疲劳、工作压力大、月经周期的改变等等。随着一种或多种因素的活跃、交替出现机体免疫力下降,致使复发性口腔溃疡的频繁发作,可并发口臭、慢性咽炎、便秘、头痛、头晕、恶心、乏力、烦躁、发热、淋巴结肿大等全身症状。治疗有局部治疗及全身治疗,局部治疗主要目的是消炎、止痛,促进溃疡愈合。治疗方法较多,根据病情选用。若能经检查确定为自身免疫性疾病，采用免疫抑制剂则有明显疗效，也可用免疫调节剂和增强剂。

二、典型案例

江某某，男，17岁，兰州市人。

（一）初诊

【主症】自幼患口腔溃疡，经治疗后日久不愈，反复发作，日益加重。于近年来，口唇溃烂肿胀外翻，舌及口腔黏膜多处溃烂化脓，疮面大小不一，口臭难闻。口腔及咽喉疼痛，声音嘶哑，恶闻食臭，由于口腔溃疡作痛，心烦夜不成寐，加重时浑身关节疼痛红肿，有时皮肤出现痈肿，化脓溃破，疮面时久不能愈合，结痂致皮肤凹陷不平，肛门红肿作痛而痒，潮湿有分泌物。故来求治。舌质红，苔薄黄，口腔内颊黏膜及舌体尖及两边均有大小不等的溃疡，表面有灰白色脓液覆盖，咽喉部充血，后壁及扁桃体处均有大小不等之溃疡，声音斯哑，小便黄，大便正常，脉象，数。

【辨证】狐惑病（口腔溃疡）。

【治则】益气利湿，安中解毒，寒热兼用。

【处方】甘草泻心汤加味。

炙甘草20g　黄　连6g　　黄　芩10g　　干　姜10g
制半夏10g　红　参10g　大　枣10枚　桔　梗6g
苦　参10g

6剂，水煎服，每日2次。

（二）二诊

患者服2剂后，最大的见效是放学后先向他妈妈说我想吃饭，有明显的饥饿感。此患者在口腔溃疡以来，根本不想吃饭，闻食即呕。服药后口腔溃烂作痛大减，夜间已能安然入睡。舌体、口腔黏膜表面溃疡缩小变浅，周围红晕变淡。脉象数，原方加当归10g、生黄芪30g，6剂，水煎服，每日2次。患者在本方的基础上共服用10余剂痊愈，而未再发。

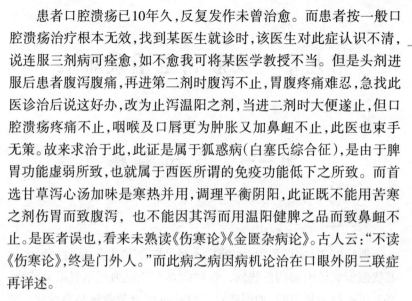

（三）分析

　　患者口腔溃疡已10年久，反复发作未曾治愈。而患者按一般口腔溃疡治疗根本无效，找到某医生就诊时，该医生对此症认识不清，说连服三剂病可痊愈，如不愈我可将某医学教授不当。但是头剂进服后患者腹泻腹痛，再进第二剂时腹泻不止，胃腹疼痛难忍，急找此医诊治后说这好办，改为止泻温阳之剂，当进二剂时大便遂止，但口腔溃疡疼痛不止，咽喉及口唇更为肿胀又加鼻衄不止，此医也束手无策。故来求治于此，此证是属于狐惑病（白塞氏综合征），是由于脾胃功能虚弱所致，也就属于西医所谓的免疫功能低下之所致。而首选甘草泻心汤加味是寒热并用，调理平衡阴阳，此证既不能用苦寒之剂伤胃而致腹泻，也不能因其泻而用温阳健脾之品而致鼻衄不止。是医者误也，看来未熟读《伤寒论》《金匮杂病论》。古人云："不读《伤寒论》，终是门外人。"而此病之病因病机论治在口眼外阴三联症再详述。

第九章　皮肤科危重疑难病

第一节　带状疱疹

一、概述

带状疱疹,中医称之为"缠腰火丹"或"缠腰龙",是由一种水痘带状疱疹病毒引起的皮肤病, 这种病毒对免疫力低下者最易感染,当人体抵抗力低下时,如因感冒、发烧、过度疲劳者最易患此症。此病患者的一般健康状况多数较好,但有时因某种原因而诱发感染而患此病,在临床中多见于体质较差者。但此病大多数发生于局部外伤或外科手术后抵抗力减弱者,神经系统疾病,如流行性脑炎、结核性脑炎等患者。如病毒感冒发烧,糖尿病,肾脏病,红斑狼疮,皮肌炎等均可伴发此病。

在临床多见于此病未发前如后背、颈肩、腰腹部等部位先见疼痛,皮肤有烧灼感,而约一周后所痛部位之皮肤起疱呈点片状,皮肤潮红,烧灼疼痛发痒难以忍受,日夜难眠,但在皮疹初起为不规则红斑,数小时以内出现簇集性粟粒红色丘疹,迅速变成水疱,疱皮紧张,疱液开始澄清透明,逐渐变为混浊。疱周围有红晕,数日后水疱吸收干涸、结痂,愈后遗留暂时性红斑或色素沉着。但遗留神经疼痛有的长达数周,或一半年之久。《素问遗篇·刺法论》:"邪之所凑,其气必虚。""正气存内,邪不可干。"此病是表虚而致,病毒疫邪所侵,疫邪病毒伤人,最易侵入体表气血,郁结成毒而发于外,所致灼热疼痛难忍,故《内经》云:"诸痛痒疮,皆属于心。"因心为君火主血脉,如心火炽盛,而又引起肝胆之少火易升两火相合,势必造成表皮红肿痛痒剧烈难以忍受。在带状疱疹未出前驱期及无疹型带状疱疹中,表皮神经疼痛显著易误诊为肋间神经痛、胸膜炎以及急腹症等,需多加注意。

二、典型案例

姚某某,女,60岁,兰州人。

(一)初诊

【主症】于两周前因感冒后引发右下肢烧灼疼痛,经服用止痛药治疗后其局部疼痛未减轻,日夜皮肤烧灼疼痛难以忍受,近日突然右下肢皮肤出现皮疹,呈不规则之红色斑点,后逐渐呈簇集性红色丘疹,有的已成为水疱,及数日已连成大片,急来中医就医,视其右下肢皮肤潮红水疱连成大片,有的已溃破流水,有的已结成痂片,患者疼痛剧烈难忍,呼叫不止,烦躁不安,口干欲饮,大便干结,小便赤黄,饮食难以下咽,一周余。舌质红、少津,脉象浮数,病情严重。(见彩图47)

【辨证】带状疱疹(缠颈火丹)。

【治则】清热解毒,泻火凉血,化湿止痛。

【方药】自拟方。

焦黄连6g　焦黄芩10g　焦黄柏10g　焦栀子10g
当　归20g　赤　芍30g　生　地20g　花　粉30g
葛　根30g　升　麻60g　白鲜皮30g　蔻　仁10g
6剂,水煎服,一日3次。

外用药:生大黄30g、生黄柏20g、芒硝20g共为细末,醋调成糊状,外敷于红斑有疱处,随干随换,调稀再敷,此方对消肿止痛拔毒其效特好。

(二)二诊

患者服用前方6剂及外用药后烧灼剧烈疼痛已有减轻,已能入睡,大便已通如羊粪,小便赤黄但量有增多,也能进食,局部皮肤潮红已淡,疱疹溃破者已结痂,未溃者均已缩小,舌质红,舌苔薄,脉象

169

数。（见彩图48）

原方加生芪30g以托邪毒外出,外敷药继用,约两周后,皮肤红肿消,疼痛痒止,但所出斑点之处色素沉着,精神好转,饮食如常,二便正常,有时夜间感到所患皮肤处有轻微的疼痛。再以益气养血,调理脾胃。

【处方】

生　芪30g	党　参20g	茯　苓20g	白　术20g
蔻　仁10g	女贞子30g	焦麦芽30g	炙甘草10g
当　归20g	白　芍30g	生　地10g	丹　皮10g
白鲜皮30g

6剂,水煎服,一日2次。

（三）分析

此患者因感受病毒疫邪而疫毒滞于表卫不散,郁而化热,热毒相搏不得外越,故先是头颈及肩背部皮肤烧灼疼痛,经服用止疼药物后其局部皮肤烧灼疼痛未见减,反而烧灼疼痛加剧难以忍受,数日后见局部皮肤潮红呈片状,继而面、耳后、肩背皮肤出现不规则之红色斑点,后逐渐呈簇集性红色丘疹,有的已呈水疱,有的已连成一片,有的已溃破流水。《诸病源候论》云:"夫热病疱疮者,此由表虚里实,热气盛则发疮,重者遍布周身。头白则毒轻,色紫墨者则毒重。其形如豌,故自豌豆疮。""甑带疮者,缠腰生。此亦风湿搏血气所生,状如甑带,因以为名。又云,此疮缠腰匝,则杀人。"总之此病老年人最易患,体虚免疫力低下者易患此病。正如巢氏所言,由表虚里实,邪热壅盛,风与湿热相搏结而致。故先是患者如皮肤烧灼疼痛,风湿热与血相搏则皮肤潮红,继而出现颗粒形丘疹烧灼痛痒剧烈难以忍受。《内经》云"诸痛痒疮,皆属于心"。而心主血脉,又为君火,肝主风,属木藏血,而胆附于肝,为少火,如君少二火相并,势必火炎而愈,急则动风动血,而呈浪涛,在皮肤则为红肿热痛剧烈,未有无疱者,而皮肤则然,血为人体清静之液,如遇邪热疫毒之干扰,遇热则沸腾不静,风热湿气与血相搏结是疼痛之理。善治此病者,无非是清热解毒,泻火凉血止痛化湿。

方用:焦黄连、焦黄芩、焦黄柏、焦栀子、生地均以味苦性寒入血分,达到清热泻火凉血;当归、赤芍、活血止痛;花粉、白鲜皮、蔻仁降火润燥,排脓生肌,消肿止痛,补虚安中,宁心泻火缓肝之急;葛根、升麻则能托疫毒外出。

外用:生大黄、生黄柏、芒硝共为细末用醋调拌外用,止痛消肿托毒外出其效特佳。此方在临床屡用屡验。近年以来患此症者日益有增,临床应用抗病毒药物等也有一定的疗效。

带状疱疹可分为热与湿两种,如皮肤潮红肿痒剧痛,心烦口干,大便干结,小便赤黄,舌质红,舌苔黄,脉象数,可按热盛血热而治,则以清热泻火,解毒止痛凉血为宜。若皮肤不太红,疮起色淡内浆清疼痛无烧灼感者,可按益气利湿升陷,燥湿止痛为宜。但此症很难区分纯热或纯湿,二者均可夹杂出现,或热毒重者,或以湿而显者,应在临症随证加减灵活应用。至后期疮消痂脱,但疼痛如前者,益气托毒止痛为宜。可用益气托毒止痛汤加减。

自拟处方:

生	芪30g	当	归20g	赤	芍30g	升	麻6g
葛	根30g	细	辛6	白鲜皮30g		草	薢20g
荆	芥10g	防	风10g	生	草10g	花	粉30g

水煎服,一日3次。

第二节 湿疹病

一、概述

湿疹病是由多种因素引起的变态反应性皮肤病。中医称之为浸淫疮,最早始见于《金匮要略》,是一种浸淫于皮肤而较为顽固的小粟疮,初起病时范围较小,先痒易抓,溃而流黄水浸渍皮肤,逐渐蔓延,日益扩大,有的固定不扩,可发生于遍身及四肢任何一处。但小儿多见于头面及耳后、腋下等处，奇痒难忍。如发生在耳部者称之为"旋风耳"，发生在头部者称之为"乳头风"，发生在阴囊部者称为"绣球风"。本病是由多种内外因素引起的皮肤炎症反应。皮疹多型多样，不论哪一型湿疹自觉症状均有剧痒。西医对湿疹的分类，有根据炎症程度分为急性湿疹、亚急性湿疹、慢性湿疹；亦有根据发病部位来命名，可称为耳部湿疹、乳房湿疹、阴囊湿疹、女阴湿疹、肛门湿疹、手部湿疹、小腿湿疹等。湿疹是皮肤病的多发病，由于病因复杂不易查到和除去，所以病程漫长，容易反复发作，瘙痒剧烈，给患者带来极大的痛苦及烦恼。

祖国医学认为，湿为六淫之一，故《素问·天元纪大论》"太阴之上湿气主之"。而湿气为长夏的主气，湿属阴邪，性质重浊而黏腻，能阻滞气机的活动，影响脾的运化，外感湿邪，常见体重腰酸，四肢困倦，关节肌肉疼痛，痛处不移。湿浊内阻肠胃，常见胃纳不佳，胸闷不适，小便混浊不利，大便溏等。《素问·至真要大论》"湿淫于内，治以苦热"。《素问·五常政大论》其意是说，湿气郁积成毒而病。其特点为慢性过程，病灶渗出物多并且较难愈合。湿毒下注于肌肤，则小腿溃烂流水，亦称为湿毒流注。《诸病源候论》"久瘤疮候，瘤疮积久不瘥者，由肤腠虚，则风湿之气停滞，虫在肌肉之间，则生长，常痒痛，故经久不瘥"。"湿癣者，亦有匡郭，如虫行，浸淫，赤，湿痒，搔之多汁成疮，是其风毒气涉，湿多风少，故为湿癣也。其里有虫"。这类似于今之湿疹之类，或者是疥疮、浓疱疮之类。但应分有虫者为疥疮，无虫者为湿疹。湿疹在小儿多见于头、面、耳、腋等处，乳头湿疹多见于已婚妇女。外阴湿疹男子多见于阴囊部，而妇女多见于外阴及会阴部，肛门湿疹，多见于成年男子。

湿疹病因病机是与肺脾两脏关系至密，盖气主肺，主皮毛，肺与脾同化生元气，是维持人体生命不可缺少的物质基础。而血的运行又有赖于气的推动，故能辅助心脏调节全身血液的运行。肺主治节，是调节人体水液代谢，发挥通调水道的功能。脾与胃相为表里，主运化五谷精微及运化水湿，又主湿喜燥，故《素问·至真要大论》"诸湿肿满，皆属于脾"。又主肌肉，因此湿疹，与肺脾两脏之病机有着直接的关系,如脾湿热过甚则皮肤易患湿疹、脓疱疮等。

二、典型案例

(一) 案一

刘某某,男,1岁,甘谷人。

1.初诊

【主症】患儿头皮及前额耳后流黄水发痒结痂变厚如戴帽,从出生至此日益严重,故来兰州求治,颜面及双眼睑皮肤潮红,用手抓挠不停,而其母将双手用布袋装在其内,防止抓破流血。

【辨证】湿疹(风湿热郁)。

【治则】清热利湿,佐以祛风。

【处方】自拟方。

茯苓皮20g	焦黄柏3g	炒苍术3g	荆 芥6g
蔻 仁6g	白鲜皮20g	炒薏仁30g	升 麻3g
生 草6g			

3剂,水煎服,一日4次,每次约20ml。

2.二诊

患儿3剂尽服后来诊,据患儿母亲所述,服至第2剂时,头部所结之黄痂整片脱落,状如帽子,所渗出液已收,发痒已止,所现新的皮肤鲜红亮嫩,光滑,双手所带之布套已取,晚间已能安睡,再拟前方加生芪20g,3剂,水煎服,一日3次,每次20ml,以巩固疗效。

3.分析

此患儿湿疹面积之大,结痂之厚是在临床较为少见,而服药后结痂脱之快,恢复之速也是少见。就病因病机而言,问其母,在怀孕前,一直带下量很多,腰困酸,而又在农村未及时治疗,在怀孕期,带下色黄量多,其味腥臭难闻,而且其体又为肥胖之躯。古有云"胖人多湿痰"。而祖国医学之"痰"是广义的,而"痰"应属于湿浊之范畴,或者是在妊娠期间房事频繁而致。而治婴儿湿疹者,主要是以清热利湿,佐以祛风为宜。如带皮茯苓、炒薏米仁利湿,焦黄柏清热燥湿,炒苍术燥湿,荆芥止痒,升麻益气升提使湿热之毒外出于表。后加生芪者是以益气固表。此方在临床上对小儿皮肤湿疹治疗其效果很好。

（二）案二

马某某，男，40岁，兰州市人。

1.初诊

【主症】四肢及躯干皮肤发痒，出疹已数十年之余。每因气候变化或食鱼虾及辛辣之物后，浑身皮肤瘙痒难忍，夜间难以入睡。用手挠后局部皮肤溃破流黄色分泌物，随之结痂，局部皮肤变厚苍老色暗。脱屑小片糜烂和少数疙瘩，反复发作，经久治不愈。故来求于中医。舌质淡，舌苔深红，脉象滑数。

【辨证】慢性湿疹(血虚风燥)。

【治则】养血祛风润燥止痒。

【处方】自拟方。

当　归20g	赤　芍30g	红　花10g	乌梢蛇20g
花　粉30g	白鲜皮30g	丹　皮10g	制首乌30g
升　麻6g	荆　芥10g	生　地20g	茯　苓30g

6剂，水煎服，一日3次。

2.二诊

患者6剂尽服后，自觉皮肤痒已轻，溃破后流黄水已少，局部所结之黄褐痂部分已脱落，基底皮肤鲜红光滑，未脱落之处皮肤色暗苍老厚者较前有好转，晚间已能安然入睡。再无新发之疱状疹出现。舌质暗淡，舌苔白，脉象滑数。前方加生黄芪30g、蛇床子30g，此方共服用30余剂，已痊愈，至今未复发。

3.分析

古有云："皮肤瘙痒溃破流黄汁难治。"事实上这是属于顽疾，但并非是难治之症。而此病染时间久、病程长，经多方治疗其效不佳而反复发作，其每夜之痛苦难熬难以用语言表达。此案主要是血虚风燥，盖血何虚也，脾为生化之源为精血之海。如素体脾虚生化之源不足，是由脾之运化失司，精血不能充脉养血，而心者，属君火，主血脉，如血虚而势必火旺，因阴不涵阳也，而阳独盛，热盛必生风，风热相搏而疮痒自生矣。阳之不足者，势必成为脾阳不足而生湿。故症见皮肤发痒难忍,用手抓破后血黄之汁自流,结痂皮厚,皮肤所患之处变暗红,奇痒久难治愈。此证即要养血以润燥,祛风生血以止痒,养气渗湿以解毒,托毒外出以愈合。如当归、赤芍、首乌、生地、花粉均以养血润燥,荆芥、蛇床子、乌梢蛇解毒祛风以止痒,茯苓健脾渗湿利湿,升麻以托毒外出,生黄芪益气固表,白鲜皮性寒而燥,祛风清热解毒,能治风热疮毒,痒癣,皮肤痒痛,糜烂,苦能泄热,寒能除热。盖胃阳明属土,喜湿恶燥,一有邪入,则阳被郁而不伸,而热生矣。有热自必有湿,湿酿则热益盛,而风可乘而热至,相益为害,以致关节不通,七窍不利,见风疮疥癣,湿痒便结,溺闭阴肿。

而此法则是以养血开关通窍,水行湿利热毒自除,风息而症自愈。前言能开关通窍者何也,是所指气关与毛窍也。

(三) 案三

赵某某,男,41岁,兰州市人。

1.初诊

【主症】肛门剧烈奇痒,有烧灼感,而且肛门周围皮肤黏膜有渗出物,潮湿不干,并有皮疹分布弥漫,界限不清,已有三年余,经久治不愈而反复加重。尤其是夜间肛门奇痒,用手不可触及,如一触及更痒钻心。难以入眠。大便软不成形,小便混浊不清,胃脘胀满纳差,舌质淡,舌苔白腻,脉象沉缓。

【辨证】肛门湿疹(脾虚湿困)。

【治则】健脾湿燥,兼以清热。

【处方】自拟方。

红　参20g	茯　苓30g	炒苍术20g	砂　仁10g
焦黄柏10g	炒薏仁30g	当　归20g	赤　芍30g
蛇床子20g	苦　参10g	白鲜皮30g	生地榆30g

6剂,水煎服,一日2次。

【外用坐浴方】

| 川　椒20g | 枯　矾10g | 苦　参30g | 生地榆30g |
| 白鲜皮30g | | | |

6剂,水煎坐浴,每晚1次。

2.二诊

患者6剂内服及坐浴后,自觉肛门奇痒已轻,渗出物已少,夜间也能入睡,自觉有效,肛门皮肤黏膜发红色已变淡,大便已成形,小便已清,胃脘胀闷较前好转,舌质淡,舌苔薄白,脉象沉缓。原方再服6剂。患者此方共服用30余剂而痊愈。

3.分析

患者身体较为肥胖,而嗜食肥甘辛酒,过量则损伤脾胃,肥甘之品最易聚湿生痰,久则湿热缠滞不化,而脾者是喜燥恶湿,脾之运化功能差,而影响大肠之传导,大肠者,为燥经,如湿热结滞于下焦势必表现为肛门渗出流水者湿盛也,而奇痒难忍者是热之盛者。肛门湿疹,用坐浴之方其效很好,川椒性温,杀菌止痒,燥湿,止疮疥阴痒。枯矾燥湿、解毒、杀虫、止痒、消肿。苦参治阴疮湿痒,杀虫,皮肤瘙痒,疥癞恶疮,燥湿消肿,治耳旋疮。白鲜皮燥湿解毒,祛风止痒,诸药共用,具有燥湿止痒杀虫,消肿解毒等作用。

外阴湿疹其机理与肛门湿疹相同而部位各异,盖男性外阴湿疹(阴囊湿疹),女有外阴湿疹及肛门湿疹同见者亦不少见,均与下焦湿注或下焦湿热有关。其治法基本相同。外阴湿疹可分潮湿型与干燥型两种。干燥型阴囊及外阴部的皮肤水肿变厚不如潮湿型突出,有薄痂或脱皮,呈灰色,因经常搔抓阴囊皮肤可出现不规则的色素减退或色素加深。

第三节 荨 麻 疹

一、概述

荨麻疹亦称风疹,或叫风疹块,如《诸病源候论》"人皮肤虚,为风邪所折,则起隐疹,热多则色赤,风多则色白,患者痒痛,搔之则成疮"。"邪气客于皮肤,每逢风寒相折,则起风瘙隐疹,若赤疹者,由凉湿折于肌肤之热,热结成赤疹也。得天热则剧,取冷则乐也。白疹者,由风气折于肌肤中热,热与风相搏所为。白疹得天阴雨冷则剧,出风中亦剧,得晴暖则灭,著衣身暖亦瘥也"。脉浮而洪,浮即为风,洪则为气强。风气相搏,隐疹身体为痒。《养生方》云"汗出不可露卧及浴,使人身振,寒热风疹"。此由游风在于皮肤,"逢寒则身体疼痛,遇热则瘙痒"。夫人虚,风邪中于荣卫,溢于皮肤之间,与虚热并,故游奕遍体,状若虫行也。"邪气客于肌肉,则令肌肉虚,真气散去,又被寒搏于皮肤,外发腠理,闭毫毛。淫邪与卫气相搏,阳胜则热,阴胜则寒,寒则表虚,虚则邪气往来,故肉痒也。凡痹之频,逢热则痒,逢寒则痛"。可见巢氏对风疹之病因病机领悟之深,而《金匮要略》中提出"邪气中经,则身痒而隐疹"。而隐疹,风疹者与今之荨麻疹有着相似之处。而病因均与风、热、寒有着一定的关系。也与人体之肌表虚而易中风邪有关。而今之荨麻疹,是一种过敏性皮肤病。常因某种食物、药物、生物制品、精神因素、肠道寄生虫,外界天气变化冷热刺激等而致发作。本病轻者面部及全身皮肤可起片状,或丘疹样疹,急有赤红者,有色白者,也有赤白兼见者,奇痒难以忍受,有发于胃肠道者,则腹痛恶心呕吐,烦躁不安,急剧则腹泻,心慌心跳,有的甚至喉头水肿,出现咽喉发堵、气短、胸闷、呼吸困难甚至窒息等。而此病有寒热之别急慢性之分,慢性患者有数年之久难以治愈,而有时可并致急性发作,有的此起彼伏,长年不断,有的时轻时重,反复无常。

其病机是皮肤暂时性局限性水肿,是高出皮肤的片状隆起。它是由于皮肤和黏膜的微血管壁通透性增加,微血管扩张,血清渗出到组织间所形成的。其发病机制大多与过敏反应有关,中医认为与风热、风寒、血虚有关。

二、典型案例

(一) 案一

梁某某,男,27岁,兰州市人。

1.初诊

【主症】春日外出游归后,于当晚突然面部及浑身皮肤发痒难忍,用手搔抓后皮肤突起片状红斑,随抓随起,彻夜难眠,在清晨自觉头晕恶心呕吐,胃及腹痛难忍,胸闷气短,急来门诊求治。

观其面部及双目眼睑赤红肿胀,浑身皮肤片状风团,赤白相兼,胃腹疼痛恶心呕吐,烦躁不安,舌质正常,脉象浮数,皮肤划痕征阳性,久不消退。

【辨证】荨麻疹(风热袭表)。

【治则】疏风清热凉血,和解表里。

【处方】自拟方。

荆　芥15g　防　风20g　柴　胡2g　黄　芩10g
制半夏10g　生　地30g　丹　皮10g　蝉　衣10g
生　草10g　白鲜皮30g　苍耳子10g

3剂,水煎服,一日3次。

2.二诊

患者3剂尽服,面部及浑身皮肤发痒,突起之片状风团已消失,头晕恶心胃内难受已消失。胸闷气短已好,皮肤划痕呈阴性。舌质正常,脉象浮缓。再宜前方加生黄芪30g、炒白术30g、女贞子30g,去荆芥、蝉衣,扶正以固表。

3.分析

患者春日郊游,观景赏花后,于当晚突然感觉面部及浑身皮肤发痒难忍,用手搔抓后,局部皮肤突起片状红斑,随抓随起,彻夜难眠,并见胃脘胀痛,发呕欲吐,烦躁不安。随之于早晨来门诊求治于中医。视其面部皮肤赤红肿胀,浑身皮肤片状风团,红白相兼,烦躁不安,胃脘疼痛,恶心欲吐,划痕试验阳性。舌质正常,脉象浮数。《素问·生气通天论》云"阳气者精则养神,柔则养筋,开合不得,寒气从之,……营气不从,逆于肉里,乃生痈肿"。人身之精气神,全赖阳气的温养,如表阳虚卫气不足则风邪易于中人。如《素问·生气通天论》"故风者,百病之始也,清静则肉腠闭拒,虽有大风苛毒,弗之能害,此因时之序也"。"凡阴阳之要,阳密乃固。两者不和,若春无秋,若冬无夏,因而和之,是谓圣度……故阴平阳秘,精神乃治"。这就说明了人与自然的关系是非常密切的,如正气素虚,卫阳不固,又加之春天,春风始起,吹动万物复苏,冬之潜蛰之病毒邪气应运而生,如人之不慎最易感外邪病毒,加之祖国医学认为,风为百病之始。而这种风可认为是不正之邪气病毒,乘虚袭人之表,受如持虚。此患者正是由于正气及表卫不密,感受风邪而致,加之春季阳气始发,如一感受风邪,易于热化,此症是由于风热郁结于皮肤腠理之间不解,故头面、浑身皮肤奇痒难忍,皮肤片状之风块游走不定,随抓随起,逆传入于肠胃,邪毒湿热壅盛,故胃脘疼痛,恶心呕吐,烦躁不安,风与热俱甚,故皮肤风块赤白兼见。此患者不但头面浑身皮肤风块俱出,还传入胃肠道之黏膜水肿充血,故胃腹疼痛恶心呕吐,烦躁不安。所治此案者宜疏风清热,和解表里。

方用:荆芥、防风、柴胡、黄芩、制半夏者,疏风和解表里,生地、丹皮、白鲜皮、蝉衣、苍耳子、生草起到祛风止痒,清热凉血,血热得以清凉,上述诸症自止。后方去荆芥者是风邪已去,加生黄芪、炒白术、女贞子是健脾益气,固表卫以杜后患也。

(二)案二

王某某,女,17岁,兰州市人。

1.初诊

【主症】秋气已深,于今晨上学,穿衣单薄,受凉而归,后自觉面部及四肢皮肤发痒,用手抓搔后,局部皮肤当即突起风块,红肿奇痒难以忍受,越搔越痒,越痒越搔,随即大片风块应手而起伴恶寒欲热,逐至医院急诊处理,治疗后其症消退。但一遇寒风吹后,面部及浑身皮肤风块又起,发痒难忍,每次复发时一次比一次症状严重,故前来求治于中医。视其面部及周身皮肤,有大片风块,呈云片状,游走不定,色中间苍白,周边稍红,划痕试验阳性,舌质正常,脉象浮紧。

【辨证】荨麻疹(风寒)。

【治则】疏风散寒解表,止痒固卫。

【处方】桂枝汤加味。

桂　枝10g　当　归10g　炒白芍30g　荆　芥10g

防　风10g　生　芪30g　僵　蚕20g　浮　萍30g

3剂,水煎服,一日3次。

2.二诊

患者3剂尽服,面部及全身皮肤发痒已轻,大块风团已少。而且面积已有缩小,色苍白变为淡红色,浑身恶寒已轻,脉象浮紧。原方再加蛇床子20g,4剂,水煎服。

3.三诊

患者4剂已服完,全身皮肤风块已消退,皮肤发痒已止,浑身恶寒已除。舌质正常,脉象浮缓。续服原方7剂。

4.分析

患者素体表阳较虚,如深秋天气已变为凉风肃杀之季。秋令为肺主气之节,而肺主诸气,亦主皮毛。肺气虚皮毛不闭,而寒邪中于肌表,寒闭热郁,风邪盛故气与血相搏见奇痒,皮起风块呈为大片状,中心苍白,周边稍红,风盛游走不定,随挠随起,越痒越挠,越挠风块越大。这就如同用桨搅拌激起江河之水为浪花,涛涛不静者也。从病机讲是为寒邪客于表卫,闭郁风邪不得外出,风热相搏。治基本者疏风散寒解表,治其标者,调和营卫止痒。而药用桂枝、白芍、当归是以调和营卫以温阳;荆芥、防风、僵蚕、浮萍、蛇床子祛风止痒;生黄芪固表益气,此方配备得当,其效甚佳,对于阳虚正气不足易患荨麻疹者用之临床多有效验。

荨麻疹是常见病又是多发病,其致病原因是有多种因素。曾诊治一患者是学生,寒假后回校,因每晚上不明原因浑身发痒起风块,影响睡眠学习,故来门诊找余诊治。其症辨证后是难以区别属风寒、风热或血虚风燥之证,故详细询问后,才得知同宿舍上铺同学从家带来一条狗皮褥子,再无其他原因,故建议交换宿舍,其后数日身体皮肤作痒风块未发作,看来是与接触狗皮褥子有关。不是以药能治者。所以在问诊时,一定要细查明审,以候形证,一毫有疑,误之千里也。

第四节　老年性皮肤瘙痒症论治

一、概述

本病多见于老年人,其症是皮肤上无任何原发损害而只有皮肤瘙痒的一种皮肤病。本病冬夏季易发,可分全身瘙痒症和局部瘙痒症,本病的发病原因较为复杂,其致病因素有以下几点:

(1)全身瘙痒症的致病因素,是许多内科病症之一。甲状腺功能亢进或减低、肝病晚期、肝胆管阻塞出现黄疸前、肾病尿毒症等多种内科疾病均可引起全身皮肤瘙痒。

(2)饮食刺激,药物过敏、气体、温、湿度,或接触某些有毒化学品均可引起局部或全身性皮肤瘙痒。

(3)局部瘙痒症的致病因素,多发于头面部,还可见于直肠炎,肛门裂、外痔、蛲虫,阴虱及粪便残渣刺激常常可致肛门搔痒。又如妇女白带、滴虫及某些不洁卫生巾导致的阴道及外阴瘙痒。

祖国医学认为全身皮肤瘙痒是与风湿及热有关。如《灵枢·刺节真邪篇》"虚邪之中人也,……搏于皮肤之间,其气外发,腠理开,毫毛摇,气往来行,则为痒"。而湿之过盛,则生虫,有虫则无不痒者也。热则是火,火热必有瘙痒,风与热搏,势必风动耗血,而老年人本身是津枯之期,再加以耗血,亦可成为血虚则生风,生风则耗血皮肤得不到温养故皮肤干燥而瘙痒,晚间瘙痒加重难忍,难以入睡者多矣。这是中医认为属于风热血燥之痒者。而因地处潮湿之地日久,则不分老少,而全身或局部皮肤瘙痒者,其病因不同,症状有异,治则不同。如因感染湿浊毒虫而致者则治法有别。

二、典型案例

王某某,男,60岁,兰州市人。

（一）初诊

【主症】全身皮肤瘙痒，晚间瘙痒加重难以入睡，挠破后溃烂结痂脱皮，已数年余，遂经对方治疗其效不显。故求治于此，视其皮肤干燥，身体较为瘦弱，躯干及四肢皮肤结痂发红，有的已脱落，大便干燥，数日一行，舌质暗少津，脉象沉细。

【辨证】血虚风燥（老年性皮肤瘙痒症）。

【治则】养血润燥，祛风止痒。

【处方】自拟方。

生　地20g　当　归20g　白　芍30g　丹　皮10g

蝉　衣10g　制首乌30g　女贞子30g　白鲜皮30g

乌梢蛇10g　荆　芥10g　生　草10g

6剂，水煎服，每日2次。

（二）二诊

患者6剂尽服，自觉浑身皮肤发痒已有减轻，晚间临睡觉前瘙痒但已能入睡，大便干燥较前已软。原方加生黄芪30g、黄芩10g，再服6剂后，自觉浑身皮肤发痒大有减轻之势，晚间已能安然入睡。大便基本正常，浑身挠破后溃烂结痂基本已脱落尽，再未出现新的结痂，原方再服6剂，以巩固疗效。

（三）分析

本患者是属于老年性皮肤瘙痒症，其病因病机主要是由于血虚化燥生风，有风则痒，因肺主皮毛，皮毛的开合与调节、津液的输布、皮毛的润养、三焦的熏蒸均与肺有关，如血虚精枯，皮毛得不到精血的润泽，则干燥而生风，生风则作痒。脾胃为后天五谷精血之海，此患者老年体弱，精血的化源不足，故皮毛得不到润养而痒矣。按古人认为皮肤发痒是生虫所致，但此症不属于有虫而主要是血虚化燥生风所致，故处方治以养血润燥，祛风止痒为主。故生地、当归、白芍、丹皮、制首乌、女贞子凉血养血润燥，白鲜皮、荆芥、乌梢蛇祛风止痒。此症由于老年体弱血虚不能润养皮毛所致，又血虚易于生风，有风则痒。此症年久而不愈者，是未从治其本也，只治标而止痒者未达也。如《素问·至真要大论》"诸痛痒疮，皆属于心"。因心为君火，如心火过盛，则能耗血，血枯则不能荣卫，荣不卫，则气血俱虚，而造成皮肤干燥,故瘙痒生焉。

第五节　玫瑰糠疹

一、概述

玫瑰糠疹为急性、病程自限性皮肤病,皮损为大小不等的圆形或者椭圆形玫瑰色斑疹,其表面附有糠状鳞屑,多发生在躯干及四肢近端,病因不明,目前多认为由于病毒感染所致。青年人多患此病,常发生于春秋两季。此病按《诸病源候论》属于风燥、隐疹、生疮之类。若所患之人皮肤虚,则风邪易于所中,痒甚者痛,搔之则成疮。由于寒热相搏结成赤疹,遇热则赤痒加剧,有时亦可出现恶寒发热。本病有如下特点:

(1)常先发母斑,1～2周后,其余损害才陆续成批发出,此时母斑往往较大,或已开始消退而较其他颜色较淡。皮损为椭圆形玫瑰色斑疹,中心略带黄色,狭窄的边缘带淡红色,表面附有糠状鳞屑。在胸背部的皮损,其长轴与肋骨平行。可伴轻度到中等度瘙痒。

(2)皮肤泛发,多发生在躯干及四肢近端部分,偶见于局部,如颈、股、腋下等。

(3)少数患者可有前驱症状,如低热,全身不适,头痛,咽痛,淋巴结肿大等,类似病毒感染。

(4)病程有自限性,一般在4~6周后自愈,少数病人病程延长,可持续到中年以上,有的可反复发作,如每年春秋二季易发作。

二、典型案例

安某某,女,30岁,兰州市人。

(一) 初诊

【主症】腹背部及四肢近端部分皮肤出现多数大小不一的圆形

及椭圆形黄红色斑疹,其长轴与皮纹平行。表面细皱纹及糠状鳞屑,对称分布。发痒晚间或遇天热时瘙痒加重。每于春秋季节时发作,已数年经治未愈,因是女性在夏季难以穿短裙,故来求治,视双下肢皮肤如花蛇样,有脱屑,红、黄均可见,背腹及两臂均有,舌质红,脉象浮数。

【辨证】玫瑰糠疹(粟疮)。

【治则】凉血解毒止痒。

【处方】自拟方

黄　连10g	黄　柏10g	黄　芩10g	生　地20g
丹　皮10g	苦　参10g	当　归20g	赤　芍30g
蝉　衣10g	升　麻10g	乌梢蛇20g	苍耳子10g

白鲜皮30g

6剂,水煎服,每日2次。

(二) 二诊

患者6剂尽服,自觉皮损表面发红已淡,糠状鳞屑已变薄,再未出新的皮疹,发痒基本消失,所脱鳞屑基底色素已黄褐色。看来此方对证,前方继用再加生黄芪30g,以托里固表,托毒外出,加制首乌30g补肝益肾,养血祛风,解疮毒,可治皮肤瘙痒,疥癣满身,苍耳子具有散风止痛,止痒祛湿、杀虫、使毒邪外达皮肤。此方在临床应用多得心应手,疗效较佳,治愈不少。此患者共计服本方60余剂基本治愈,皮肤色素已变的正常白嫩,数年来再未发作。

第六节　银屑病论治

一、概述

银屑病是一种病因病机不十分清楚的红斑、鳞屑性、慢性炎症性复发性皮肤病。现代医学认为可能与遗传、免疫、代谢异常有关,外加感染或外伤、精神因素均可诱发本病。好发于摩擦部位如头皮、四肢,尤以肘膝尾骶最易见,有严重者甚至全身皮肤均可发作。皮疹初发期多为粟粒大小暗红色丘疹或斑疹,逐渐增大可融合成钱币状或地图状,表面覆有银白色多层鳞屑,刮除后见发亮薄膜,可称为薄膜现象,再抓之有点状出血,称为点状出血现象。自觉局部瘙痒,反复发作,久治数年不愈者有之。有的可诱发为关节型或脓疱型或红皮病型银屑病。总之银屑病,祖国医学称之为"蛇身"病,如《诸病源候论·蛇身候》"蛇身者,谓之皮肤上有鳞甲,世谓之蛇身也。此由气血痞涩,不通润于皮肤故也"。按蛇身病多与遗传因素有关,至于临床因虚劳而致之肌肤甲错,与本候病情不同,见证亦异,应加以区别。《医宗金鉴》称之为"白疕病,白疕之形如疹疥,色白而痒多不快,因风邪客于皮肤,亦有血燥难荣于外"。此症蛇皮,生于皮肤,形如疹疥,色白而痒,搔起白皮,由于风邪客于皮肤,血燥不能荣养所致。故中医之病因,病机已明,是与表虚,血燥生风不能荣养肌肤所致。本病可分为血热、血燥、血瘀三型辨证论治。

(1)血热型:皮损发生发展迅速,多呈点滴状,有蔓延趋势,皮肤潮红,瘙痒明显,鳞屑较多,易剥离,口干舌燥,心烦易怒,夜寐多梦,小便赤黄,大便干燥,舌质红,苔黄腻,脉象滑数。治宜清热凉血解毒。

(2)血燥型:病程较长,皮损颜色较淡,原有皮损已部分消退后,可呈环状或半环状,舌质淡红,苔少,脉象沉细数。治宜养血生津润肤。

(3)血瘀型:皮损肥厚,颜色暗红,久治不退,舌质紫暗,或有瘀斑瘀点,脉象沉涩。治宜活血化瘀,益气。

二、典型案例

王某某,女,23岁,兰州市人。

(一) 初诊

【主症】于三年前不明诱因,自觉头皮及躯干部皮肤发痒,出现小红色丘疹,逐成点片,钱币状,经过数日后上层呈银白色鳞屑,而易脱落,后下面露出淡红色半透明的薄膜,尤其是以躯干部皮损严重,鳞屑又厚又硬又痒,难以忍受,用手搔时有大量鳞屑脱落,其头皮及四肢同样如此,但片状较少,钱币状及环状较多。故求治于余。视其腹部及背部,鳞屑层又厚又硬,色白,基底色红,用手挠时其鳞屑亦易脱落,头皮及四肢皮肤症状如上所述。伴有心烦失眠多梦,口干欲饮,月经量多色红,每次月经来潮前其症状加重,大便干燥数日一行,小便赤黄,舌质红,苔薄黄,脉象滑数。(见彩图49)

【辨证】银屑病(白疕)血热型。

【治则】凉血清热解毒。

【处方】自拟方

生 芪30g	当 归20g	赤 芍30g	生 地20g	大 黄10g
黄 连6g	黄 芩10g	黄 柏10g	丹 皮10g	红 花10g
荆 芥10g	苍耳子10g	乌梢蛇10g		

6剂,水煎服,每日2次。

（二）二诊

患者6剂尽服后,自觉皮肤发痒有所减轻,银屑稍有变薄脱屑稍有减少,心烦失眠多梦,口干欲饮略有好转,大便较前已软,两日一行,小便黄,舌质红,苔薄黄,脉象细数。原方再加地丁30g、紫草根30g、蒲公英30g,6剂,水煎服,每日2次。(见彩图50)

此患者大约服用本方加减治疗三月有余,才见皮肤完好如初。甚为感激,但事过三年又因工作繁忙或情绪不好而又发作,但经前法治疗很快得以控制而治愈。(见彩图51)

（三）分析

银屑病本身较为难治而易反复发作,且难于人接近,故情绪烦躁,精神压力较大,尤其年轻患者此种感觉较甚。就病因病机来讲,与本身遗传、感染、内分泌失调、免疫和精神因素有关。而祖国医学认为与血热、血燥、血瘀有着一定的关系。就脏腑而言,与心有关,因心主血脉,属君火,肺主气,属金,与皮毛相表里,而血、气、火三者是,血为气之母,气为血之帅,气能摄血,心者为君火,心主血脉,火可克金,肺主皮毛,如气、血、火俱盛,势必耗血,如《内经》云:"壮火食气"，气虚势必致表虚，表虚易致风邪疫毒，如"邪之所凑，其气必虚"，心火独盛则耗血伤气，是必然之势，故此病首先可因血热所致，血燥气耗，不能润养肌肤，故邪热余毒互结，发于皮肤则外层所结白色如鳞屑，其基底部色赤有津，郁热邪毒互结，故皮肤发痒。其治则为清泻心火，凉血解毒者为宜。唐容川曰："气有余便是火。"故清热凉血者宜先清气，故此症首先应选用清热泻火之峻剂，如黄连、黄芩、黄柏、大黄功能清热泻火，生地、丹皮、白鲜皮则能凉血泻火，当归、赤芍、红花、制首乌则能活血化瘀润燥，荆芥、乌梢蛇、苍耳子则能祛风止痒，生黄芪则能固表，扶正托毒外出。

大凡治银屑病，在临床中可分为三型：血热、血燥、血瘀，但总之是由血热耗血所致。总之治之不离清热凉血，解毒润燥之法，不过病久则瘀，本病一定要用活血化瘀之品，如三棱、莪术、苏木等均可加减应用。

第七节　痤疮论治

一、概述

痤疮俗称粉刺，亦称青春痘，是一种全身皮脂腺的慢性炎症。多发于面部及前胸后背部，多见于青年男女。主要损害为丘疹、脓疱、结节、囊肿、黑头粉刺与疤痕等。一般认为本病与内分泌紊乱特别是雄激素分泌过盛、皮脂腺分泌过多、毛囊内微生物繁殖三者之间联系为发病的主要因素，此外与遗传也有一定的关系。祖国医学认为此病与肺有着密切的关系，如"肺风"、"肺风疮"、"肺风粉刺"均与肺相关联。如《诸病源候论·面疮候》云："面疮者，谓面上有风热气生疮，头如米大，亦如谷大，色白者。"《养生方》云："醉不可露卧，令人面发疮疱"；"饮酒热未解，以冷水洗面，令人面发疮，轻者皶疱"。面疱者亦可称之为粉刺，好发于青年男女发育期。病因是皮脂腺分泌过旺,腺口堵塞,皮脂腺郁结感染所致。本病可责之于面上有风热之气,尤其是关乎肺经之风热。因肺主皮毛,与调节汗腺之开合有关,也有此与过食辛辣肥腻、湿热壅结于肠胃,凝聚于肌肤,亦可导致本病。

本病的基本皮损为毛囊性丘疹,多数呈粉刺样或呈黑头粉刺样,周围色红,用手指按压可见有米粒色、黄白色脂栓排出,少数呈灰白色的丘疹,以后色红,顶部发生小脓疱,破后结痂痊愈,遗留暂时性色素沉着或凹状瘢痕,有的形成结节,如脓未成熟时过度挤压后,色素沉着呈暗黑色不易恢复正常肤色,有的成为脓肿、囊肿,甚至有窦道、瘢痕等多种形态的损害,严重者呈橘皮脸。往往伴有油性皮脂溢出。

二、中医辨证

可分为以下三种。

(一) 脾肺积热型

【主症】颜面背部皮疹散在,色红多呈脓疱丘疹。多伴有大便秘结,鼻咽干燥,小便赤黄,舌质红,苔黄腻,脉象滑数。

【辨证】脾肺积热。

【治则】宣肺通腑,清热化湿。

【处方】麻杏石甘汤加味。

麻　黄10g　杏　仁10g　生石膏30g　生　地20g
蔻　仁10g　茯　苓30g　荆　芥10g　白鲜皮30g
生　草10g　大　黄6g

水煎服,每日2次。

(二) 湿热火毒型

【主症】面部及前胸后背皮疹肿胀,色赤红,局部皮肤发热疼痛,伴有脓疱,脓肿,口干口渴欲饮,小便赤黄,大便干燥,舌质红,苔黄燥,脉象数。

【辨证】湿热火毒。

【治则】清热燥湿,解毒消肿排脓。

【处方】黄连解毒汤加味。

黄　芩10g	黄　柏10g	大　黄6g	黄　连6g
生　地20g	丹　皮10g	桔　梗6g	地　丁30g
蒲公英30g	荆　芥19g	白　芷6g	皂　刺20g
生　草10g	当　归19g	赤　芍20g	

水煎服,每日2次。

(三) 血瘀痰结型

【主症】皮肤呈结节或囊肿,质硬色暗红或紫红,不易溃破,硬结于皮下,满脸或前胸后背部形成大小不等之结节如蟾蜍皮。舌质紫暗,脉象弦或沉涩或滑。

【辨证】血瘀痰结。

【治则】活血化瘀,化痰散结。

【处方】桃红四物汤合二陈汤加味。

生　地20g	当　归20g	赤　芍30g	川　芎10g
桃　仁10g	红　花10g	陈　皮10g	茯　苓30g
制半夏10g	皂　刺10g	炮山甲10g	三　棱10g
莪　术10g	郁　金30g	生　草10g	

水煎服,每日2次。

如大而坚硬者还可加木鳖子3g(捣碎)。以上三型有时也可混合出现,不过在临证时应随证加减灵活应用。总之此病是以湿热多见,一般肥胖青少年易患此症,往往与多食辛辣肥腻者有密切关系。治则不离宣肺通腑,清热凉血燥湿解毒,排脓软坚散结为主。只要辨证准确,结合具体症状,选方用药,则能达到较好的疗效。

第八节　黄褐斑病论治

一、概述

黄褐斑病,是指妇女颜面部局限性淡褐色或者褐色皮肤色素改变。与妇女妊娠期或者内分泌改变有关，或者与妇女卵巢机能改变或者与紫外线过敏有关。

中医认为与肝肾失调和肾水不能上承，肝失所养，或者肝气郁结，失去条达之性，郁久化热，灼伤阴血致使颜面气血不和而致。如《素问·上古天真论》云"五七阳明脉衰，面始焦，发始堕，六七三阳脉衰于上，面皆焦，发始白"。是指妇女年龄35岁时，阳明经脉的气血衰退，面部开始憔悴，头发开始脱落，到了42岁时，上行之三阳经脉气血均已衰退，整个面部都憔悴，头发开始变白了。按中国人的生理规律，妇女到这个年龄，面部的皮肤容颜已开始改变了，在这时妇女的性激素及卵巢功能将至衰退时期，如月经量有的增多，有的减少，有的提前，有的推后，随之而来的情绪也有一定的变化。这也说明了肾气在整个生命活动中的重要性，肝、肾、冲任在妇女月经、生殖、生育关系的重要联系。如《诸病源候论·面黑干候》云："面黑干者，或脏腑有痰饮，或皮肤受风邪，皆令气血不调，致生黑皮干，五脏六腑，十二经血，皆上于面。夫血之行，俱荣表里，人或痰饮渍脏，或腠理受风，致气血不和，或涩或浊，不能荣于皮肤，故变生黑干。若皮肤受风，外治则瘥，脏腑有饮，内疗方愈也。"面黑者，风邪搏血气，变化所生。夫人气血充盛，则皮肤润悦。若虚损，庇点变生。"面黑干者，是风邪郁其血气所生。若生而有之者，非药可治也"。这里所说的面黑皮干均可属于今之妇女面部的黄褐斑，是多因肾亏火旺，血虚火燥，肝气郁滞等所致。

症状特征：面部皮肤呈片状黄褐色或者咖啡色，边界清楚的点状或者片状或者形状多样，大小不等，表面光滑，无肿胀及脱屑，常发展到一定程度即自行停止扩大，多数对称分布于额部，面颊，鼻部及口唇外的周围，症状经过缓慢，一般无自觉症状和全身不适，但有些可因原发疾病不同而伴有其他全身症状，如有些因月经不调，经量减少或者经闭而出现者；有些因妇科手术后而出现者；有些因带下多而出现者；有些因怀孕后而出现，产后不能自消者，有些因情绪不畅而出现等等其原因是很多的。

二、中医辨证

分以下四种主症。

（一）肝气郁滞型

1.临床表现

面部黄褐斑分布对称,大小不定,边缘清楚,伴有心烦易怒,善太息,胁肋胀闷不适,月经不调,失眠多梦,月经量少有块色紫暗,月经来潮时少腹胀痛,舌质暗,脉象沉涩。治则:以疏肝解郁活血为宜。

2.典型案例

孟某某,女,30岁,兰州市人。

【主症】因多次人工流产后,致月经量少,时间后推,月经来潮时色紫暗有块,少腹胀痛月经流而不畅,渐而面部出现黄褐斑片。此患者皮肤底色还是较为白嫩,但面部黄褐斑而致花脸十分难看,经外用祛斑霜及其他外用药品,口服保健品太太口服液等均无效,反而褐斑日益有增。故来求治于中医。诊其脉象沉涩,舌质紫暗,问其症,除上述之症外,平时心烦易怒,失眠多梦,胁胀腰困,黄带多,口舌干燥欲饮,大便秘,小便黄。

【辨证】肝郁气滞。

【治则】疏肝解郁,调经活血。

【处方】自拟方。

炒柴胡20g　当　归20g　赤　芍30g　茯　苓20g
生　草10g　白鲜皮30g　荆　芥10g　香　附10g
红　花10g　桃　仁10g　青　皮10g　珍珠母30g
薄　荷6g　炒白术20g

6剂,水煎服,每日2次。

【外用热敷法】

制半夏20g　荆　芥30g　白鲜皮30g　珍珠母30g

水煎,去渣用纱布或者毛巾热敷面部,每晚临睡前或者早晨起床后均可敷用。

患者服用汤剂及外用热敷法后,20余日面部黄褐斑基本消除。

【分析】患者因多次人流损伤肝肾,加之情绪不畅,使肝气郁结,肝失条达之性,经云:"肝主疏泄,性喜调达。"肝本身就是调节人体气血情志之脏器,尤其是对妇女之月经畅达、经量的多少、胀痛等均有着密切的关系,血与冲、任、肾、肝均参与妇女经带胎产之生理病理活动。如肝气因某种情绪或者刺激而引发月经不调,则郁滞经血量减少,瘀积不能荣于表皮肌肤,而使面部皮肤失去光泽而成斑片,色黄褐而干枯失荣。此症重在调理肝经,解郁散结则此症自愈也。

(二) 肝郁脾虚型

【主症】面部皮肤呈栗皮色地图状斑片,对称,范围较大,伴有胸胁胀闷,胃脘胀纳差,大便溏稀,四肢疲乏无力,白带量多,月经量少,腰困多梦,舌质淡红,苔白腻,脉象沉弦。

【辨证】肝郁脾虚。

【治则】疏肝健脾,活血。

【处方】加味逍遥散。

柴　胡10g　当　归20g　炒白芍20g　茯　苓30g

炒白术30g　蔻　仁10g　陈　皮10g　香　附10g

生　草10g　制半夏10g　炒薏米仁30g

水煎服,每日2次。

此症据情况还可加生黄芪30g、升麻10g、白鲜皮30g、荆芥10g等,在疏肝的基础上可用益气升提,退斑之品,使面部黄褐斑尽快退去。因面部斑主要是气血瘀浊停留于面部故形成黄褐斑片,就像天空阴云密布,无风则厚,有风则薄,则嫩而见蓝天,人之面部皮肤应以白嫩光亮为正色,尤其是年轻少女更应光亮,如古人云:"红如桃花,润如白玉。"

(三) 脾虚痰湿内阻型

【主症】斑片呈灰黑色,边缘模糊不清,范围广泛,伴有脘腹胀闷,四肢疲乏无力,头晕懒言,纳差,咳吐痰涎,月经量多,腰酸困,大便溏稀,白带量多,多梦,舌质淡,苔白腻,脉象沉滑。

【辨证】脾虚湿盛。

【治则】健脾温阳,祛斑。

【处方】二陈汤加味。

茯　苓30g　陈　皮10g　荆　芥10g　当　归20g

蔻　仁10g　制半夏10g　炒白术30g　炒白芍30g

白鲜皮30g　桂　枝10g　生　草10g　党　参30g

炒薏米仁30g

水煎服，每日2次。

【分析】此方对脾虚湿盛，带浊壅结于下，清阳不能上浮于面，而形成"面尘"。此种黄褐斑与肝脾失调，肝气郁滞者有所不同，这种斑薄而较黄，实则用温阳健脾，燥湿化斑者最为易治。因脾喜燥恶湿，如阳虚不能燥化湿浊，如天之阴翳，非阳光而不散，正如"益火之源以消阴翳"之理同矣，但非温则湿浊难以消散。故本方则温阳健脾，燥湿祛斑则全矣。祖国医学认为，辨证难，知难者而易，而选方用药则更难，如用古方治今病，全凭加减，量体而用，在临证者没有一成不变者也，如何使用恰到好处，是医者的技能问题。

（四）肾精不足型

【主症】面部黄褐斑，色黑暗以鼻部为中心，延及两颧部对称，伴有失眠多梦，头晕耳鸣，盗汗健忘，腰膝酸软困痛，月经量少色暗有块，咽喉干燥，大便不畅，小便赤黄，舌质暗，少津，脉象细数。

【辨证】肾虚精枯。

【治则】滋补肾阴，祛斑。

【处方】六味地黄汤加味。

熟　　地20g　茯　苓30g　泽　　泻20g　山萸肉20g

炒山药30g　丹　皮10g　当　归20g　赤　芍30g

白鲜皮30g　制半夏10g　荆　芥10g　枸杞子30g

女贞子30g

【分析】此症由于肾精枯衰，面部出现黄褐斑者多矣。究其病因，多由于房劳过度，或者多次人流，或者久病不愈，而致肾精大亏，水不能涵木，木易化火，火盛耗精，使经血不能荣养于面，故面部出现黑色斑片，鼻部为中心者，因鼻为人王，属脾，而脾为气血生化之源，故先从鼻部出现也。两颧属肺，肺主诸气，如气郁不行，势必瘀积面部之垢,成为"面尘"。此案不补肾还精,实难治愈。

第九节　脱发论治

一、概述

人的头发旺盛与否，是代表人的精神面貌与气血之盛衰之所现。在一般日常生活中不一定有脱发，即使一日之内有数根脱发亦属新陈代谢所致,属于正常现象。但脱发较多者为异常,如因患有伤寒、肺炎、痢疾、产后、贫血、麻风、癌症、白血病等患者易引起脱发。也有因多种皮肤病如:脂溢性皮炎、剥脱性皮炎、红斑狼疮、硬皮病等,也有因内分泌失调如:甲状腺或者垂体前叶功能减退等亦能引起脱发,也有因营养不良引起脱发,或者因用化学药品,或者因放射线,或者遗传等因素均可引起脱发。

祖国医学对头发的认识，是与精神、气血有着密切的关系，认为血之余为发，而发与足少阴肾经有关。如《诸病源候论·毛发病诸候》云:"足少阴肾经也,其华在发。冲任之脉,为十二经之海,谓之血海,其别络上唇口。若血盛则荣于发,故须发美,若血气衰弱,则经脉虚竭,不能荣润,故须发秃落。"《养生方》云"热食汗出,勿伤风,令发堕落"。又云"足少阴肾经也,肾主骨生髓,其华在发。若气血盛,则肾气强,则骨髓充满,故发润而黑,若气血虚,则肾气弱,肾气弱,则骨髓枯竭,故发变白也"。又如《素问·上古天真论》云"女子七岁,肾气盛,齿更发长"。因此头发的茂密黑秀,与肾气之精血旺盛有着密切关系。

脱发可分为暂时性脱发和永久性脱发两大类。因各种病变所致之脱发,如秃发性毛囊炎、疖肿、头癣等,造成毛囊结构破坏而形成瘢痕,致新发不能再生长,这属于永久性脱发。如果毛囊结构未遭破坏,只是由于局部神经功能发生障碍,毛囊乳头血管收缩,血液供应减少,而引起的脱发,可称为暂时性脱发,这经过治疗后,新发还可以再生,如斑脱、全脱、久病后和药物所致之脱发是属于此类。

二、典型案例

乔某某,女,24岁,兰州市人。

【主症】因斑秃日久不愈而来求治于中医。于一年前晨起后,发现枕头上有很多脱发,头部已有数处头发脱落。虽经各方求治但不见有新发所生。故求治于余,观之所脱落之头皮之处发光滑细腻,用放大镜查看毛囊已经萎缩。月经量少,色淡无块,腰困发软,舌质正常,脉象沉细。

【辨证】斑秃(鬼剃头)。

【治则】益气补血润燥,祛风生发。

【处方】自拟方。

生 芪30g	红 参20g	当 归20g	炒白芍30g
制首乌30g	羌 活10g	荆 芥10g	熟 地10g
升 麻10g	炙甘草10g	天 麻10g	艾 叶10g

6剂,水煎服,每日2次。

【外用洗方】

生 芪30g	红 参30g	制首乌30g	荆 芥20g
羌 活20g	艾 叶30g	甘 松10g	当 归20g
赤 芍30g	升 麻10g	制半夏10g	天 冬20g

6剂,水煎外用,每日2次。

【分析】患者用前方共服用及用外洗方20余剂后,脱发之处新发始生,开始所生之发呈褐色状毫毛,而渐变黑变粗,最终与旧发一样融为一片。而且月经量也有增加,腰困已有好转。如《诸病源候论》云“人有风邪在于头,有偏虚处,则发秃落,肌肉枯死。或如钱大,或如指大,发不生,亦不痒,故谓之‘鬼舐头’”。此症有人称之为油风,为今之斑秃。其病因病机,可则之风邪在头,有偏虚处,可使头发脱落不生,这是因血虚风燥之说。实则是因局部血虚不能随气荣养肌肤所致。

本人在临床中实践运用本方,对斑秃及脱发均有效,而斑秃是某一局部因血虚风燥不能荣养肌肤所致,而脱发大多数头顶部及前额部多见。用本方是大补其气血,兼以祛风活血,升精生发如黄芪、红参、升麻、炙甘草补气以生精,当归、白芍、首乌、天冬补血润燥,荆芥、羌活、甘松祛风。但甘松性辛甘温,本应血虚风燥者所忌,但此药能醒脾健胃,善走头部,芳香开窍,善通经络。外用洗方,也可用95%的酒精浸泡三周后,用此液擦头皮患处,可使脱发处很快生出新发。此法本在临床治脱发者多矣,相当有效。

刘东汉危重疑难病诊疗经验

第十章 疑难"汗症"

第一节 多汗症论治

一、概述

多汗症是指皮肤出汗异常过多,本症可因情绪兴奋、紧张、恐惧及进食辛辣食物而诱发多汗。此外还包括由于其他疾病导致全身及局部多汗现象,如甲亢、帕金森氏病、结核所致之盗汗或者由于表阳虚所致之自汗等均包括在多汗症之内。祖国医学认为汗液为五液之一,是津液代谢的产物。如《灵枢·五癃津液别》云"天暑衣厚,则腠理开,故汗出","汗为心之液",《素问·宣明五气》"心为汗",因心血由津液所化,汗由津液所泄,故大汗不但散热而且耗气,也会伤及津液而损于心血。汗出过多如《素问·玉机真脏论》云:"身汗得后利,则实者活。"而汗之种类很多:自汗、盗汗、大汗淋漓、冷汗、汗出如油、黄汗、血汗、绿汗、黑汗、臭汗,局部出汗者如头汗、心窝汗、腋窝汗、手汗、脚汗、外阴汗、阴囊汗、肛门汗等。如《景岳全书·杂证谟》云"汗出一证,有自汗者,有盗汗者"。也可由于病情不同,汗证有阴汗阳汗之分,并有战汗、狂汗、漏汗、阴盛格阳汗、亡阳汗、绝汗等,大凡因病情不同所出之汗可随症而命名。如阳汗,一般指热汗而言。如《景岳全书·杂证谟》"阳汗者热汗也,……阳汗自汗或盗汗者,但查其脉证有火,或夜烦渴或喜热饮冷饮之类,皆阳盛阴虚也。阴汗是指前阴、阴囊、外阴及局部出汗"。如《医林绳墨·一汗》"阴汗者,谓至阴之处,或两腿夹中,行走动劳汗出胜黍"。或有因肝经湿热所致者。《景岳全书·杂证谟》"阴汗者,冷汗也"。多由阳衰阴盛所致。

（1）自汗：一是指发热出汗；二是指平时不劳动而自汗出者。其病因多是伤风伤暑,喜怒惊恐,房劳过度均可导致自汗出。如朱丹溪认为自汗出是由气虚、血虚、湿、阳虚、痰所致。五脏之气虚损所致者,如肺气虚,心气虚,脾气虚,肝热等均可有自汗出。可根据病因病机,何脏何腑辨证治疗,总以固表益气,敛汗为宜,如补中益气汤、人参养荣汤、黄芪建中汤等。

（2）盗汗是指睡中出汗,醒后即止。如《金匮要略·血痹虚劳病脉证论治》"夫尊荣人骨弱肌肤盛,重因疲劳汗出"。"男子平人,脉虚弱细微者,喜盗汗也"。盗汗多为阴虚内热,睡时卫气乘虚陷入,则表无护卫营中之火独旺于外,蒸腾汗出,醒则卫气行而固于表,其汗乃止,多见于虚劳之人,如杂病盗汗者,可责其阳虚,伤寒盗汗者,不属杂病之虚,是由邪在半表半里所致。应用柴胡桂枝汤加龙骨、牡蛎、五味子、五倍子等调节营卫即可。如阴虚火旺者,可用当归六黄汤加龙骨、牡蛎、金樱子即可,如属于湿热过盛外蒸,或三阳合病者,可用白虎汤。如阳虚无热者,可用黄芪建中汤或者大建中汤等均可加牡蛎、龙骨,或者参附汤加五味子、麦冬即可。

此两类自汗与盗汗,是临证多见之症,但在治疗时一定要辨别清楚,自汗以虚热多见,盗汗者以湿热多见。但要根据辨证分阴阳、虚实、寒热、脏腑、病因、病机随证加减灵活应用才能收到显著的疗效。在临床自汗多者莫过于手术后及产妇生产后,多由于术后或产后,耗气耗血过多而致,如得到及时调养与治疗可很快恢复正常。但自汗有如水流者亦有之。

二、典型案例

（一）案一

赵某某,男,37岁,榆中人。

1.初诊

【主症】患者头面及浑身汗出如水,已一年余,经多方治疗无效,故来求治于吾。患者来诊时,适逢数九寒天,满头及面部冒热气,大汗淋漓,面红,用毛巾时擦时出,衬衣被汗所湿,皮肤汗出如水而滑、浑身皮肤发凉、自觉浑身疲乏无力、恶风、经常易感冒、气短、胸闷不实、心慌多梦、口干口渴、小便少而大便不爽、舌质正常、苔薄白、脉象浮缓。

【辨证】气虚自汗。

【治则】益气固表止汗。

【处方】玉屏风散加味。

生黄芪30g　炒白术30g　防　风10g　桂　枝10g

五味子10g　牡　蛎10g　红　参20g　生　草10g

6剂,水煎服,每日2次。

2.二诊

患者6剂尽服,自觉自汗较前已少,浑身疲乏无力,头晕较前已轻,睡眠较前好转,多梦已少,口干口渴已轻,恶风已好,二便正常,舌质正常,苔薄白,脉象浮缓。看来此方已中证,拟原方加五倍子10g,继服,共21剂,服后自汗已止,头晕浑身疲乏无力已消失,睡眠已好,尤其在服药期间再未感冒。

3.分析

气虚自汗症名见《红炉点雪》。由于气虚卫不固表所致,证见自汗恶风,汗出觉冷,时时感冒,浑身疲乏无力,气短。方用玉屏风散以益气固表,止汗。因表虚卫阳不固而易感冒受风寒,方中重用黄芪,以补气固表止汗;白术补中焦以资气血之源,因脾为肺之母,补脾和中就是补肺,肺气足则表卫才能实,不至于自汗出,佐以防风,走表而助黄芪益气,二药合用,相畏相使其功益彰,黄芪得防风,既不虑其固邪,防风得黄芪,亦不虑其散表,实则散中寓补,补中益疏之剂。因本证是气虚不能卫外,则津液不固而自汗,卫气不固则腠理空疏,故容易感受风寒。本方为补散兼顾之法,故可用于卫气不固的自汗,亦可用于实表而御风寒。而本证的自汗与伤风的自汗不同,后者责之邪实,此则为表虚,故补散各异,据《本经》记载,防风主"大风恶风",可知本证除自汗外,应有恶风症状。唯本方证的恶风,是由于卫气虚,见风则恶与外感实邪不同,本方能振奋卫气,实腠理,自汗与恶风当皆痊愈。而自汗正是所谓的虚阳灌顶。

（二）案二

肖某某,男,19岁,兰州市人。

【主症】不分夜间与白天每次入睡时大汗淋漓醒后自止,所盖之物均被汗液渗湿,患者父母以为患有结核,去医院做胸部透视及结核菌素试验均无异常,检查血钙也属于正常范围。自觉有五心烦热,睡眠不实多梦,口燥舌干,大便干燥不爽,小便赤黄,时有梦遗之症,腰酸、气短、记忆力差,时有耳鸣、纳差、小腹胀不适,舌质红少津,脉象浮数。

【辨证】阴虚盗汗。

【治则】益气养阴固表止汗。

【处方】当归六黄汤加味。

当　归20g	生　地20g	熟　地10g	黄　连6g
白　芍20g	黄　芩10g	生　芪30g	牡　蛎30g
桂　枝10g	生　草10g	焦黄柏10g	五味子10g

地骨皮30g

6剂,水煎服,每日2次。

此病大概服用20余剂后症状痊愈。

【分析】本证属于阴虚盗汗,是由于阴虚生热扰津液外泄所致。阴虚则阳必凑之,阳蒸阴分,津液外越,而为盗汗,故症见五心烦热,口干舌燥,大便干而不爽、小便赤黄,夜间睡眠不安多梦,有时梦遗滑精,头晕耳鸣,因肾命门火旺水亏,肾命门是水火同居之所处,肾间动气不可无,亦不可太过,太过则阳蒸阴水,沸腾不止而逼液外越为盗汗,盗汗者多曰寝汗,是睡中出汗,醒后即止,是故虚劳(结核),阴虚者多见。因阴液亏虚,睡时卫乘虚陷入,则表无护卫而阴中之火独旺于外,蒸腾汗出,醒则卫气行阳而气固于表,其汗乃止。《金匮要略·血痹虚劳病脉证并治》"劳之为病,其脉浮大,手足烦,春夏剧,秋冬瘥,阴寒精自出,酸削不能行"。是阴虚则阳浮于外,故脉浮大,阴虚生热,四肢为诸阳之本,手足心烦热。证属阴虚阳亢,春夏木火正盛,阳气外浮,则阴愈虚,故病情加重,秋冬金水相生,阳气内藏,故病则轻。由于阴虚不能内守,故梦遗精液;肾脏主藏精而又主骨,精失则肾虚,肾虚则骨软无力,而行动不便。其实此证亦可用《金匮要略·血痹虚劳病脉证并治》之桂枝加龙骨牡蛎汤加减治之,也是非常有效的,还可用小建中汤加味,故可为治虚劳之圣方也。如《景岳全书》云:"善补阳者,必于阴中求阳,则阳得阴助,生化无穷,善补阴者必于阳中求阴,则阴得阳升,泉源不竭。""善治精者,使精中生气,善治气者使气中生精。"这就是《内经》所谓的"从阴引阳"和"从阳引阴"之理。治自汗或盗汗总不离以调和阴阳,使之阴平阳秘,是故当归、白芍、生地、熟地滋阴养血,黄连、黄芩、黄柏、地骨皮凉血清热,生芪、五味子、牡蛎固表潜阳止汗,桂枝、白芍调和营卫以止汗。如黄芪建中汤加五味子、浮小麦、牡蛎、龙骨等亦可治阴虚盗汗也。治此病症者重在辨证,选方用药,灵活应用,无有不效者也。大凡自汗,盗汗日久必损心津而出现心慌气短胸闷等心经诸症状。

第二节　臭汗(狐臭、漏腋)论治

一、概述

所谓体臭汗者,是指身体皮肤汗有恶臭气味如葱豉之气者,谓之体臭汗,此症与狐臭、漏腋、封阴汗、肛门汗、脚臭汗、头臭汗、耳臭汗、口臭等,见症各异,其病理病机相同,均为人体汗腺分泌功能失常所致。而诸症的共同特征是,所发部位发出难闻之骚臭之气,使人难以接近。而患者也有自卑感难入人群。而体汗一名体臭,为全身性汗腺病变所致,但临床所见,多局限于大汗腺,如腋、足、腹股沟、肛门、脐部、外生殖器、乳晕等处。如《诸病源候论》云:"此皆气血不和,蕴积故体臭"。如腋臭、外阴及肛门之大汗腺固然可排出污浊恶臭难闻之汗液,但浑身所见臭汗者并非所有皮肤均为大汗腺,或者是大汗淋漓所致,而是微微有汗即恶臭难闻,连自己都有所闻。看来此症与大汗腺分泌过盛有着密切的联系,但人体内部之清浊代谢失调是关键所在。人体之清气升,浊气降是常理也,若清浊不分,犹如森林之瘴气霉气恶臭难闻,而往往中人即病。如东垣《论阳阴湿盛自汗》曰:"湿之汗,阴乎阳乎?曰:西南坤土也,脾胃也,人之汗,犹天气之雨也。阴湿其湿,则为雾露为雨也。阴湿寒,下行之地气也。汗多则亡阳,阳去则阴盛也,甚为寒中。湿盛则音声如从瓮中出,湿若中水也。相家有说,土音如居深瓮中,言其壅也,远也,出也,其为湿审矣。又知此二者,一为阴寒也"。《内经》曰"气虚则外寒,虽见热中,蒸蒸为汗,终为大寒。知始为热中,表虚亡阳,不任外寒,终传寒中,多成痹寒矣。色以候天,脉以候地。形者,乃候地之阴阳也,故以脉气候之,皆有形无形可见者也"。也就是说汗由水化,化则清浊生,清中之清者为气,清中之浊者为汗液,浊中之清者为浊气,气之有异味,浊中之浊者为二便,故人体之代谢应清者走清道,浊者走浊道,故人无特殊之气味,反之则异味恶臭难闻。我曾遇一患者,因腋窝手术后,腋下之异臭已无,但出现口臭及矢气恶臭难闻。看来此症,局部可除,但体内气血不和,清浊不化,蕴积故臭气而出也。祖国医学治病者必求于本源,其局部手术切除大汗腺是局部治本之法,但从全身脏腑气血调和使气血调和清升浊降各走其道,使浊者出其道者是前后二阴也。

二、典型案例

陆某某,男,37岁,兰州市人。

(一) 初诊

【主症】近年来因工作繁忙,有时浑身出汗较多,家属闻其有异味,日益加重,有时连自己亦能闻及,在办公室或开会时,因自身出汗后气味恶臭难闻,别人也敬而远坐,使自己很感自卑。故来求助于吾,问诊患者自述头及浑身平时出汗较多,其味骚臭难闻日益加重,出汗多时其汗黏腻如油,自感浑身疲乏无力,有时头晕心慌,睡眠不实多梦,初发时未能引起自己注意,但后来日益加重,多处求治起效不佳,经人介绍故来求治。舌质红舌苔白腻,脉象浮数。

【辨证】营卫不和,湿浊阻遏。

【治则】调和营卫,分清化浊止汗。

【处方】自拟方。

生　芪30g	桂　枝10g	白　芍20g	当　归20g
柴　胡10g	制半夏10g	茯　苓30g	猪　苓30g
泽　泻20g	车前子20g	甘　松10g	藿　香10g
蔻　仁10g	大　黄10g		

6剂,水煎服,一日2次。

(二) 二诊

患者6剂尽服,自觉出汗始有减少,所出气味略有减轻,原方再加萆薢20g,继服6剂后来诊,自觉全身所出之汗大有减少,所出之汗已不黏身,随汗出气味已淡。舌质正常,舌苔薄白,脉象缓。患者大有信心,继服前方加减共服40余剂,已痊愈。病人很为感激,说用祖国医学中药治病之灵,其效之捷,使我难以想象。

(三) 分析

所谓臭汗者应包括狐臭(腋臭)、头臭、口臭、耳臭、乳晕臭、脐部臭、外阴及肛门臭、脚臭等,此患者主要是浑身出汗而臭者应称之为体臭。并非局部之大汗腺所出,而是浑身所出之汗黏腻,而气味恶臭难闻,是本身之清浊不分,使浊气随液出故骚臭难闻。其机理是肺主皮毛,能调节身体皮肤之汗液的排泄。肺主水液代谢,上焦如雾是清中之清者,中焦如沤是清浊之分者,下焦如渎是浊中之浊者,故正常之人所排出之二便是浊而骚臭矣。如升清降浊之机理紊乱,势必水浊停聚而生浊臭之气。此症首选生芪、桂枝调和营卫,当归、白芍调理气血使气行则血亦行,茯苓、猪苓、泽泻、车前子益气以利水湿,蔻仁、甘松、藿香芳香化浊,大黄通腑能推陈致新,荡涤肠胃之瘀腐浊气。

第三节　黄汗论治

汗出沾衣染衣如柏油,关节痛,不恶风,身体肿,发热汗出口渴,脉沉缓,苔白腻,小便不黄,无消化道症状,病位浅,在肌表,在气分。巩膜无黄染,全身皮肤黏膜无黄染。

黄汗首见于张仲景《金匮要略·水气病脉证并治》曰"黄汗之为病,身体肿,发热汗出而渴,状如风水,汗沾衣,色正黄如柏汁为黄汗"。多因汗出入水中浴(出汗时洗澡或淋雨、游泳等),水从汗孔侵入肌表而得。如胫冷,不发热,遍身出黄汗而无痛楚是为黄汗病。水湿郁于肌表,阳气不得外宣,营卫运行受阻,营郁而为热,湿热熏蒸,卫气不固所致。

由于水湿侵犯肌表,阻碍营卫的运行,卫郁而不能行水,滞留于肌肤及关节,故全身肿胀及关节疼痛;营郁而为热,湿热交蒸,故发热汗出色黄;气不化津故口渴,治用黄芪芍桂苦酒汤调和营卫,祛散水湿。方中桂枝、芍药调和营卫,配苦酒以增强泄营中郁热的作用,黄芪固卫表,祛湿浊,使营卫调和,水湿得祛,气血畅通,则黄汗之症可愈。

第四节　血汗论治

一、概述

血汗之名始见于《伤寒论·辨太阳病脉证并治》四十六条、四十七条、五十五条均以"太阳病,脉浮紧,发热无汗,身疼痛"为其主证,均以衄血自解,这种衄血俗称为之血汗。尤在泾说:"脉浮紧无汗,身发热疼痛,太阳麻黄汤证也,至八九日之久而不解,表证仍在者,仍以麻黄汤发之,乃服药已病虽微除,而其人发烦目瞑者,卫中之邪得解,而营中之热未除也。剧者血为热搏,势必成衄,衄则营中之热已除,而病乃解。所以然者,阳气太重,营卫俱实,故须汗血并出,而后邪气乃解耳"。这显然是鼻腔衄血出,以泄热邪,并非汗出而邪从表解,但可以理解以衄代汗故为血汗。《诸病源候论》中说:"则有伤酒食醉饱,低头掬损肺脏。吐血汗血、汗血者或有病或无病,汗出而色红染衣,亦谓之红汗。"《内经》以为少阴所至。刘河间:"以为胆热而血妄行"。李时珍"以为大喜伤心,喜则气散,而血随气行,其源虽不同,而治之则一"。显然,因外感表邪未解,热邪迫血外出于鼻腔而衄者为之血汗,这是以衄血外出于表解者,是以血代汗也。它与皮肤所出之血汗有着本质上的差别。但汗血病在气分。如在气分者,其症为汗出淡红色沾衣、染衣,汗液在镜下未见有红细胞者为汗血。而血汗者其症是皮肤出汗,色红有时在皮下有紫癜,用餐巾纸洗属于血者,在镜下所见有血细胞。血汗、汗血、红汗在临床中均为少见。而气分与血分二者病因病机不同而治法、治则异。

二、典型案例

张某某,男,24岁,甘肃省武威市人。

【主症】患者平时腰困、腰膝酸软,浑身疲乏无力,夜尿频数,时有梦遗滑精,因某医给以补肾壮阳之品,自觉浑身发热,口干口渴多饮,睡眠多梦耳鸣,大便干,小便赤黄,继而大量出汗,随之发现,所出汗液,色红沾衣染衣,而四肢末端皮肤潮湿汗多,色红如入染缸,连所穿内衣及袜子均为红色所染而潮湿,但所出汗液经镜检均未发现有红细胞。舌质偏红少苔,脉象浮数。

【辨证】命火妄动,热迫于肺。【治则】滋阴降火、益气固表,潜阳。
【处方】知柏地黄汤加黄芪、牡蛎、龙骨。

生　地20g　茯　苓30g　泽　泻10g　丹　皮10g
炒山药30g　知　母10g　黄　柏10g　龙　骨30g
牡　蛎30g　山萸肉20g　生黄芪30g

6剂,水煎服,每日1剂,分两次服。

患者服前方,出汗已少,未见汗出色红,不伴沾衣染衣,自觉浑身疲乏无力、头晕耳鸣、失眠多梦口渴发干、腰膝酸软已轻、再未出现梦遗滑精。舌质正常脉象平和,嘱患者原方继服4剂而愈。

【分析】血汗症者与"外感表邪不解,发热身痛而鼻衄出自解者"不同,古今血汗均包括:鼻衄、肌衄、血箭、紫癜之类。如隋代·巢元方《诸病源候论·血证诸候·汗血候》认为"肝藏血,心之液为汗,言肝心俱伤于邪,故血从肌衄而出也"。宋代陈无铎《三因极一病症方论·汗血证治》中明确指出"病者汗出正赤污衣,名血汗"。可见中医对汗血的认识有别于血汗症。血汗之名,见于明代医家,方贤所著的《奇效良方·诸血门》"神白散,治血汗,从腠理出"。明代医学家李时珍在《本草纲目中·血汗》中认为血汗即"血自毛孔出"。而清代医家沈金鳌在《杂病源流犀烛·诸汗源流》中更具体明的指出"血汗者,汗污衣,其如苏木水染衣,即《内经》之蔑证也"。可见血汗即汗血,指汗出色淡红如血。至于衄症如"肌衄"明代医学家戴元礼《证法要诀·诸血方》指出"血从毛孔而出名曰肌衄,又名脉溢"。明代李中梓《证治汇补·附肌衄》说"有皮毛节次出血,少间不出,即皮肤如鼓,口鼻眼目俱皆胀合,名曰脉溢"。清代何梦瑶《医碥伤寒论·肌衄》中指出"血自毛孔中出曰血汗,又命脉溢"。《惠其堂经验方》曰"血汗,出汗色红也,血自毛孔中出,即肌衄,又名脉溢"。从以上各代医家之观点可看出,血汗与肌衄等同。血汗包括现代医学中的过敏性紫癜、原发性血小板减少性紫癜及外感热盛之鼻衄,这些疾病均是与血液异常有着直接关系。但汗血就不同于血汗,汗血之主症是:汗出淡、色红、沾衣污衣、如苏木水样、汗液镜检无红细胞,血常规均属正常,这是与前者有着本质的区别。

如果这样来分辨两者的病因病机就截然不同。汗血是邪热侵犯气分,因肺主皮毛,属金。如热邪亢盛而伤及肺金,又加之心肾之火亢盛而妄行上迫于肺,由肺之津液受热邪之熬煎,使之汗液变化而赤,汗出近红如苏木之水,沾衣染衣,但毕竟是汗液之改变,未动血伤阴伤血,病邪在浅,故沈金鳌说:"或有病、或无病,汗出色红如染衣,亦谓之红汗"。故治疗应以固表益气,滋阴潜阳为主。首选知柏地黄汤加生黄芪、牡蛎、龙骨者,是补益肺气以固表杜邪气复入之络,因黄芪有司开阖之权,龙骨、牡蛎有潜阳引阳入阴之作用,加入知柏地黄汤者,肾阴虚,虚火上炎,自汗盗汗,是治三阴并虚之象,实际上是滋阴潜阳、固表益气之治也。

　　血汗之病因病机,据古籍各医家之论,不外乎"火"。而脏腑中虚实之火均可灼伤肺络,迫血妄行而外出。《外科正宗》说:"心肺火盛,逼血从毛孔出也",心肺之火实则是气盛火旺,因肺主皮毛、司开阖、调津液,心主火,火旺随气上逆而血随汗出,故出汗见红带血者也。《血证论》"肝火亢烈、逼血妄行、胃火亢盛,亦能血汗,以胃主肌肉,热蒸肌肉,故令汗血。血汗者,则有胆经受热,血遂妄行,又与手少阴气相并,故成此症"。《杂病源流犀烛》"心主血、又主汗,极虚有火也"。《本草纲目》"血汗,乃虚弱极有火之证也"。《惠其堂经验方》"血汗症,另一个病因为气虚,血随气散者,亦可发为汗血"。《三因极一病症方论》所言"大喜伤心,喜则气散,血随气行"。祖国医学认为"气、血、汗"在生理上有着密切的关系,汗为津液所生,津液为生血之源,汗与血同源而异流。如《素问·阴阳应象大论》言"壮火之气衰,少火之气壮,壮火食气,气食少火,壮火散气"。此火热内盛,熏灼血络,迫血妄行,或气虚失摄,血不归经,外露经络,血随汗液外泄于皮肤之外即为血汗,如《血证论》所谓"阳乘阴而外泄皮肤矣"。血汗症的治疗,离不了清热泻火、凉血引血归经。唐容川在血汗论中提出心、胃、肝、脾之说,"然汗虽出于气分,而未尝不与血分相关,故血分有热亦能蒸动气分之水,盖血气阴阳,原互根互用,阴分之血盛,则阳分之水阴自然充达,阳分之水阴足以布护灌濡,则阴分之血愈为和泽,而无阳乘阴之病矣"。而心主血脉,血分之阴伤,则心气不宁,血者心之液,皮毛者肺之合,胃火亢盛,亦能动血,而胃主肌肉,邪热熏蒸肌肉,故能令出血汗。总之治血汗者,宜清心火,泄肺热,通胃腑。因阳明胃腑为多血多气之腑,通腑泄热使亢盛之气已清,沸腾之血随至而安矣。

第五节 黑汗论治

姚某某,男,27岁,甘肃成县人。

(一)初诊

【主症】上腹疼痛反复发作,每当腹痛加重时两胁及脐周皮肤出汗成黑色,如墨汁所染,汗液黏腻沾衣染衣,汗渍有难闻腥味,用湿毛巾擦洗黑色汗渍可去,现出正常肤色。犯病时伴有脘腹满痛,食欲减退,打呃,泛吐清水,四肢疲乏无力,下肢沉重,食后胸闷气短,大便溏稀,小便清长,在当地医院诊断为慢性胃炎,但皮肤所出黑汗无法解释。笔者适逢去当地巡回医疗,遇该患者来诊。望诊见其两胁及脐周围皮肤黑如烟熏,用湿毛巾擦去黑色汗液可现出正常皮肤颜色,次而黑汗出如故。舌质淡,苔白腻,脉沉缓。(见彩图52)

【辨证】脾虚湿盛。

【治则】健脾益气,温阳除湿。

【处方】黄芪建中汤合二陈汤加味。

生黄芪30g 桂 枝9g 白 芍18g 茯苓30g
制半夏10g 砂 仁10g 白 术30g 陈皮10g
炒苍术10g 炮 姜10g 故 纸10g 炙甘草6g
大 枣12枚

6剂,水煎服,每日1剂,分两次服。

(二)二诊

服前方后两胁及脐周围黑汗消失,胃脘胀痛大减,打呃泛吐清水减少,纳食增加,大便成形,胸闷气短已除。舌质淡,苔白,脉象沉。给原方加党参30g,继服6剂,其病告愈。

(三)分析

人体之汗腺分泌属正常机能,如热则汗出司空见惯。非正常出汗者,如阴虚自汗,阴虚盗汗,小儿缺钙出汗等,但均无色染。也有出汗色黄沾衣染衣者为黄汗,色红沾衣染衣者为红汗,汗色绿沾衣染衣者为绿汗的报道,但黑汗报道极少见。《灵枢·五癃津液别》云:"天暑衣厚,则腠理开,故汗出。"这是论述正常之汗,汗为五液之一,汗属于津液代谢之产物,而汗又为心之液,心血由津液所化,汗由津液所泄,故大汗不但散热过多而耗气,也会伤及津液而损及心血。如《素问·宣明五气篇》云:"五脏化液、心为汗、肺为涕、肝为泪、脾为涎、肾为唾、是为五液。"而汗均与五脏有关,人体在正常的环境中是根据气候之变化而调整人体温度平衡而出汗,是一种无特殊气味,无异常色素者谓之正常汗液。在临床所见黄汗、血汗、红汗、绿汗、臭汗不少,黑汗则极为少见,而且古医籍中未见有关黑汗之论述。《中国中医药年鉴》1985年卷中收录了左氏的报道,摘要如下:病人为男性青年,主诉3年来,每日头面部出汗,黏稠如胶状,瞬间变黑,洗擦后片刻又复出汗如前,但四肢躯体未见,伴有尿色黄,舌淡红苔薄,脉细弱,辨证以汗为心液,气不摄纳而多汗,汗黏为阴虚,黑色属肾,治以六味地黄丸合生脉散,获得显效。此症是以气阴双补而治心肺以益气敛汗,滋补肾阴以配阳,是其治也。

　　本案黑汗是属于脾虚湿盛火源不足,故治法则以健脾益气,温阳燥湿为主。故此两案治则均以心、肺、脾、肾四脏论治。祖国医学认为,心主汗液,肺为调节汗液开合之器,脾胃为津液化生之源,又为津液气血之海,喜燥恶湿,又有承上启下之权,肾主水藏精主黑色,肾气虚,火源不足,不能温煦脾肺,调节津液失权,阳虚火衰,不能燥化湿浊,故而阴湿时久而变晦色黑。治则理应"益火之源,以消阴翳"。因肾命火不足,不能温煦脾阳,故脾湿阴浊积聚于中焦,积久则呈晦而汗色发黑也。经云"上焦如雾,中焦如沤,下焦如渎"。所谓上焦如雾者,乃呼吸之气,及全身皮肤所出之汗液腺体的排泄,呼出之气为清中之清者气也,雾也,而汗为清中之浊者。皮毛汗腺之开合,与肺气之虚实有直接关系,而肺气之虚实与脾气之虚实关系密切。脾为肺之母,土生金,脾为中土为中焦水液转输之枢纽,故中焦如沤,脾主湿喜燥恶湿,而脾之燥者得之于肾阳,肾阳者系于命门之火,肾虚命火衰败,不能温煦脾阳,则成脾虚湿盛,故出现一系列胃肠阳虚湿盛之症。脾主代脉,代脉绕脐一周连及腰胁,本案黑汗出于

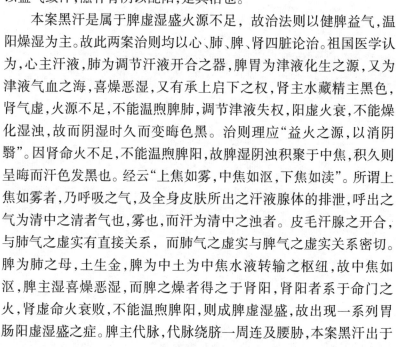

两胁脐周，从祖国医学经络学说也是解释得通的。总之，本案与心、肺、脾、肾有着密切的关系，其标在心、肺，其治在脾，其本在肾。

现代医学认为色汗是以中小汗腺管受到某种细菌感染而所出之汗液变色发黏，沾衣染衣，截至目前其发病原因还不十分明确。从中医理论辨证论治，其病因病机也能解释，且运用黄芪建中汤治疗取得较好的疗效。